T0278825

ARTEMISIA ANNUA

Barbara Simonsohn

ARTEMISIA ANNUA

LA PLANTA MEDICINAL DE LOS DIOSES

* Antibacteriana
* Antiviral
* Inmunoestimulante

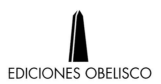

EDICIONES OBELISCO

Colección Salud y Vida natural
Artemisia annua
Texto: *Barbara Simonsohn*
Ilustraciones: *Kasimir & Lieselotte y Valentin Heller*

1.ª edición: febrero de 2023

Título original: *Artemisia Annua*

Traducción: *Wencke Brauns*
Maquetación: *Marga Benavides*
Corrección: *Sara Moreno*
Diseño de cubierta: *Enrique Iborra*

© 2018, 2019, 2020, Mankau Verlag GmbH, Murnau: Barbara Simonsohn
(Reservados todos los derechos)
© 2023, Ediciones Obelisco, S. L.
(Reservados los derechos para la presente edición)

Edita: Ediciones Obelisco, S. L.
Collita, 23-25 Pol. Ind. Molí de la Bastida
08191 Rubí - Barcelona - España
Tel. 93 309 85 25
E-mail: info@edicionesobelisco.com

ISBN: 978-84-9111-953-1
Depósito Legal: B-22.890-2022

Impreso en INGRABAR
Passatge Arrahona, Nau 8-10
08210 Barberà del Vallès - Barcelona

Printed in Spain

Nota para los lectores

La autora ha investigado y verificado cuidadosamente la información y los consejos en la preparación de este libro, no obstante, se proporciona toda la información sin garantía. El editor y la autora no pueden aceptar ninguna responsabilidad por los daños o desventajas resultantes de la implementación práctica de las aplicaciones presentadas en este libro. Por favor, respeta los límites del autotratamiento y consulta a un médico experimentado o un profesional alternativo en caso de enfermedad.

¿Qué es la *Artemisia annua?*

Hace dos años, habría hecho la misma pregunta. Después de haber escrito libros sobre chía, moringa, cáñamo, algas afa, jugo de hierba de cebada y polvo de fruta de baobab, estaba un poco cansada del tema de los «superalimentos». Pero cuando empecé a investigar sobre el tema, me despertó la curiosidad. Un investigador sobrio, el doctor Thomas Efferth, describe la *Artemisia annua*, la artemisa anual, como la «joya de la corona en el tesoro de la MTC». ¿Por qué?

Porque el uso de esta planta tiene resultados exitosos en casi todas las enfermedades, incluso en las graves como el cáncer. Es profiláctico y terapéutico, es decir, se puede usar preventivamente o como remedio. Con la *Artemisia annua* volvemos a equilibrarnos, nos protegemos de gérmenes hospitalarios dañinos, de virus de la gripe y de coronavirus, de *Borrelia,* de gusanos, de parásitos, de inflamaciones e infecciones.

Esta «planta milagrosa» limpia los intestinos, la sangre y los órganos internos, pone en marcha nuestras defensas e incluso contrarresta la demencia y la enfermedad de Alzheimer. ¡Una verdadera «navaja suiza de naturopatía» con las más diversas funciones y mecanismos de acción! ¡Únete a mí en el viaje de investigación y aprende más sobre esta maravillosa planta medicinal!

Tuya,
Barbara Simonsohn

Introducción

«Artemisia annua», suena como música para mis oídos. Artemisa es la conocida diosa griega de la caza, el bosque, la Luna y la protectora de los niños y las mujeres. Según Homero, la hija de Leto y dios padre Zeus tenía poder sobre la muerte y la vida. Al igual que su hermano Apolo, ella era una de las deidades que evitaban el mal y daban bendiciones. Se creía que sus regalos para nosotros eran las ricas cosechas y una larga vida, ya que ella era considerada el poder de la naturaleza que incansablemente lo alimentaba todo.

El templo de Artemisa en Éfeso fue una de las siete maravillas del mundo de la época.

Para los antiguos escritores griegos, el término *artemes* significaba «seguro y saludable».

Hesíodo escribió sobre Artemisa en la *Teogonía:* «De benévolo aspecto, como ninguno de los dioses celestiales». A nivel nacional, Artemisa recibió el apodo de *Kourotrophos,* que significa, entre otros, «guardiana de la juventud». Si quieres saber más sobre Artemisa, la escritora Anna Seghers publicó su libro *Sagen von Artemis* (Las sagas de Artemis) en 1938. Quizás, después de leer esta publicación, *Artemisia annua* sea también para ti una garantía de frescura juvenil, belleza y salud, independientemente de la edad. Mediante su capacidad para aliviar muchas enfermedades, esta planta da una vida larga y saludable, al igual que su famosa homónima.

Lo que suena a leyendas y cuentos de hadas, lo que los chinos ya sabían hace unos dos mil años, está siendo confirmado actualmente por la ciencia moderna y miles de consumidores.

En 2015, una mujer china recibió el Premio Nobel de Medicina por el descubrimiento de la artemisinina de la planta artemisia como un agente antipalúdico exitoso y ahora indispensable. Los científicos están demostrando gradualmente que la artemisinina también es efectiva contra el cáncer, los virus del VIH y muchas otras enfermedades. Ya en la antigua China, se consideraba esta planta un remedio holístico contra la fiebre, la infestación de gusanos y las úlceras, entre otros. Lo que apenas se ha investigado es el efecto de la planta en su conjunto, es decir, en forma de infusión, extractos o polvo de hoja.

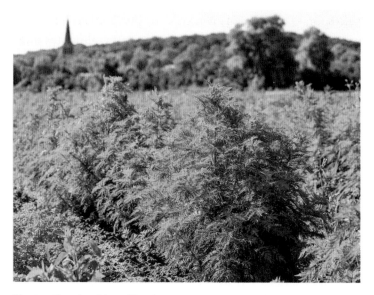

Plantas de artemisia cultivadas en casa

Estoy segura de que la sinfonía de ingredientes activos, los efectos sinérgicos de los ingredientes individuales, que se refuerzan mutuamente en su efecto, todavía nos deparan algunas sorpresas positivas.

Me gustaría aprovechar esta oportunidad para dar las gracias a todos los investigadores que han estado trabajando con esta planta durante muchos años. Rindo homenaje a personas como Hannelore Klabes, la «mujer artemisia», que lleva a cabo proyectos con *Artemisia annua* y moringa en los países más pobres de África para proporcionar a la población local una fuente de alimentos de bajo costo, un botiquín y una fuente de ingresos. Me gustaría también mencionar al doctor Hans-Martin Hirt, quien ha iniciado proyectos con artemisia en setenta países de todo el mundo, incluidos muchos africanos.

Sólo si logramos proporcionar suficientes puestos de trabajo sobre el terreno en África y abrir perspectivas de un futuro que valga la pena vivir para las personas allí, éstas querrán quedarse en su tierra natal y no llamar en masa a las puertas de los países ricos. No hay límites que las personas necesitadas no puedan superar. En África, las materias primas de origen vegetal de alta calidad como la *Artemisia annua*, el baobab y la *Moringa oleifera* podrían procesarse y venderse en los mercados locales, pero también en el extranjero. Entonces, la parte principal de la creación de valor permanecería en la propia África y la población local se beneficiaría de ello.

A diferencia de los árboles baobab y *Moringa oleifera*, otra planta medicinal universal, la *Artemisia annua* también crece en nuestras latitudes templadas. ¿No es maravilloso? Su cultivo en el jardín o en el balcón es fácil y no es necesario de tener buena mano con las plantas. Por cierto, las hojas frescas saben mucho mejor que las secas. Trabajar en el balcón o en el jardín da placer y uno mismo crece con el ritmo de la naturaleza.

Una nueva estrella se ha levantado en el cielo de los remedios naturales. Que esta joya de la corona del tesoro de la medicina tradicional china allane el camino hacia una salud radiante para muchos, incluidos vosotros, queridos lectores.

Esta publicación quiere contribuir a que muchos reconozcan el valor de esta planta única y comiencen a usarla para sí mismos, para otros y para nuestros hermanos del alma del reino animal.

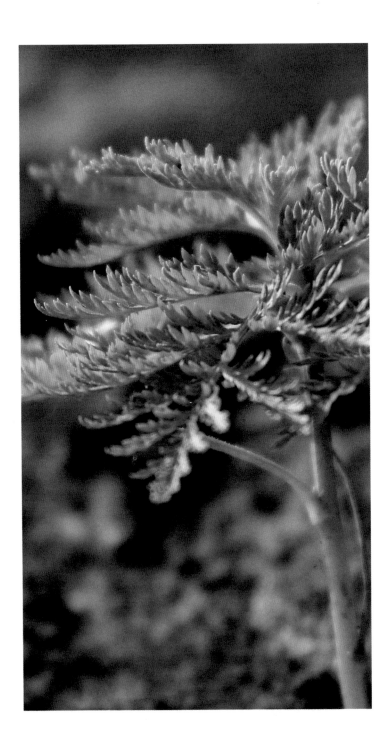

La artemisia, una planta increíble

La *Artemisia annua* tiene muchas características extraordinarias y, tal vez, en un futuro cercano se podrá encontrar en cada botiquín de casa y en cada jardín.

La *Artemisia annua* se ha utilizado como planta medicinal en China durante más de 2000 años y es un componente básico de la medicina tradicional china.

En chino, la planta se llama *Quinghao* y se puede encontrar una breve descripción de ella en la antigua «Materia medica», una colección de textos sobre sustancias curativas del siglo I d. C.

La primera indicación de su efecto como agente contra la malaria fue proporcionada por Ge Hong en el siglo IV. En la antigua China, la *Artemisia annua* se usaba para diversos fines médicos, por ejemplo, como agente desparasitante, como antiséptico para desinfectar heridas, en caso de diarrea, como antibiótico contra gérmenes de todo tipo, como antitérmico, contra el dolor en las articulaciones, en caso de hemorragias nasales, abscesos, resfriados, hemorroides, para fortalecer el sistema inmunitario y para curar tumores benignos y malignos. Los chinos también usaron la planta para frenar los olores de los difuntos en los cementerios o para ahuyentar a los insectos.[1]

---

1. *Cf.* Aftab, T.; Ferreira, J. F. S.; Masroor, M.; Khan, A. y Naeem, M. (eds.): *Artemisia annua–Pharmacology and Biotechnology.* Ed Springer Verlag, Heidelberg, 2014, pág. 96.

En inglés, la planta se llama *annual wormwood, sweet annie* o *sweet wormwood,* nombre que refleja su efecto como agente desparasitante. La *Artemisia annua* proviene originalmente de las provincias de Chahar y Suiyuan del norte de China, a una altitud de 1 000 a 1 500 m. Sin embargo, con el paso del tiempo, la *Artemisia annua* ha conquistado las zonas templadas, subtropicales y tropicales de todo el mundo. La planta crece incluso en desiertos y semidesiertos con mayor presencia en el hemisferio norte. En Europa y Estados Unidos, la *Artemisia annua* crece de manera silvestre o cultivada. Los países en los que la planta es nativa como planta cultivada y como planta silvestre son, por ejemplo, Alemania, Suiza, Austria, Argentina, Bulgaria, Francia, Hungría, Italia, España y los países de la antigua Yugoslavia.

La *Artemisia annua* se cultiva a gran y a pequeña escala en países tropicales, donde la planta se utiliza fundamentalmente como tratamiento de la malaria. Las principales áreas de cultivo de la *Artemisia annua* como fuente de artemisinina son China y Vietnam, así como Rumanía, donde la planta se utiliza principalmente para la destilación de aceites esenciales. La *Artemisia annua* también se cosecha a gran escala en África. Nigeria y Kenia son los principales países en crecimiento para la producción de artemisinina. En el continente africano, el cultivo ganó impulso después de que la Organización Mundial de la Salud (OMS) recomendara la terapia combinada de artemisinina ACT (Artemisinin Combination Therapy) para combatir los parásitos causantes de malaria, que ya se habían vuelto resistentes a numerosos medicamentos. La artemisinina se encuentra en el cabello glandular de las hojas que, por este motivo, se consideran las partes más valiosas de la planta. Contienen la mayor concentración de artemisinina poco antes de la floración. La producción de un kilo de artemisinina requiere alrededor de 1200 kg de hojas secas, lo que corresponde a la cosecha de 1,2 hectáreas de tierra cultivada.

Empresas y organizaciones de ayuda al desarrollo como Anamed están empezando a cultivar híbridos con el mayor contenido de artemisinina posible.

INFORMACIÓN

¿QUÉ ES ANAMED?

Anamed es el resultado del trabajo de ayuda al desarrollo médico y eclesiástico iniciado en el Congo en 1985 por el farmacéutico doctor Hans-Martin Hirt. Los hallazgos de la medicina natural obtenidos allí y posteriormente en todo el mundo para un cuidado de la salud y los alimentos independiente, sostenible y accesible caracterizan a la asociación.

Los híbridos son plantas que ya no forman semillas y sólo pueden propagarse vegetativamente por esquejes. La propagación por esquejes es simple: crecen casi al cien por cien. Sin embargo, este método de plantación es más caro que la siembra.

Las compañías farmacéuticas que producen medicamentos a partir de la *Artemisia annua* esperan una concentración alta y constante de artemisinina, que es más probable que sea asegurada por híbridos. En Vietnam, donde las condiciones de cultivo son particularmente favorables, se alcanzan valores máximos de 20 kg de artemisinina por hectárea de tierra cultivada.

La *Artemisia annua* es, como su nombre en latín indica, una planta anual. Alcanza una altura de hasta 2,5 m y sus ramas están dispuestas alternativamente. El pariente más cercano en el reino vegetal es la absenta o ajenjo, con el nombre latino de *Artemisia absinthum*.

Hay alrededor de 400 especies de artemisia. El ajenjo marítimo, *Artemisia maritima,* es originario de las zonas costeras de Alemania. Se puede encontrar en el Parque Natural del Mar de Frisia. Por otro lado, la artemisia común, *Artemisia vulgaris,* ya fue apreciada como planta medicinal y como incienso con fines rituales por parte de los antiguos teutones. Distinguir las especies individuales es un desafío incluso para los biólogos, porque a menudo son morfológicamente muy similares. La *Artemisia annua* pertenece a la familia *Asteraceae*. Las asteráceas son, por ejemplo, girasoles, crisantemos, dientes de león, lechuga y alcachofa.

Las hojas exudan un aroma seductor gracias a sus numerosos aceites esenciales. Miden de 2,5 a 5 cm de largo y de 1 a 3 cm de ancho. Están de dos a tres veces finamente pinnadas y sus puntas están aserradas en forma de peine. Los tallos suelen ser completamente calvos. Las flores son diminutas, similares a nuestra artemisa doméstica, amarillas y dispuestas en panículas sueltas, con sus cabezas de flores asentadas a intervalos de sólo 2 a 3 mm. Su perfume es también seductor. Las inflorescencias tienen forma de cesta. La carcasa de la semilla es pequeña, de sólo un milímetro de largo. Por naturaleza, la planta es polinizada por insectos o por el viento.[2] Durante el período de floración, que comienza a mediados de agosto, necesita 13,5 horas de luz diurna al día.[3] Hoy en día, la *Artemisia annua* se cultiva en muchos países del mundo para la extracción de artemisinina, porque la producción sintética de este agente antipalúdico es demasiado costosa y, por lo tanto, no es rentable. Las variedades utilizadas para esta finalidad alcanzan su mayor concentración de artemisinina antes de florecer al final de su ciclo de crecimiento. La planta se considera extremadamente robusta y prácticamente libre de enfermedades e infestación de plagas. Algunas plantas son atacadas por un hongo, que sólo afecta a un máximo del 1 % de las plantas. En el monocultivo industrial convencional, se utilizan a menudo los herbicidas, ya que las plántulas jóvenes son sensibles a las malas hierbas.

Aunque el genoma de la *Artemisia annua* aún no se ha decodificado definitivamente, la planta es sin duda el ejemplar más investigado de la familia de plantas *Artemisia*.

Sin embargo, queda mucha investigación por hacer, ya que contiene otros ingredientes, además de la artemisinina, que prometen tener efectos positivos sobre la salud.

Cultivar artemisia en casa

¡La *Artemisia annua* crece en nuestras latitudes, en Alemania! Incluso muy bien, como pude experimentar el año pasado gracias a una pequeña plantación de artemisia de cua-

---

2. *Cf.* ibíd., pág. 29
3. *Cf.* ibíd., pág. 27

tro plantas. Dos de éstas las había cultivado yo misma y otras dos me llegaron de un vivero («Direcciones de interés», pág. 125). Las cuatro se desarrollaron espléndidamente y tenían casi el mismo tamaño de aproximadamente 1,50 m en el momento de la cosecha justo antes de la floración.

La hierba es anual, por lo que no puede pasar el invierno afuera. Simplemente se deja que una de las plantas cultivadas florezca y se cosechan las semillas.

Una sola planta produce alrededor de 2000 semillas, por lo que puedes guardarlas en una bolsa de papel y así abastecer a todos tus parientes y amigos amantes de las plantas y conscientes de la salud. Las semillas se conservan bien y pierden menos del 10% de su capacidad de germinación por año si se mantienen en un lugar seco y fresco.

Si vives en Europa, deberías empezar en febrero a sembrar las semillas de artemisia en la sala de estar o, si dispones de ello, en el invernadero. Las semillas son muy pequeñas.

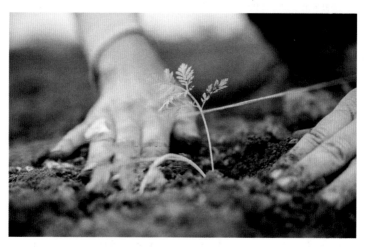

Pequeñas plantas de artemisia en un buen suelo orgánico

Calcula para una semilla un área de unos 5 cm. Es importante dispersar la semilla sólo en la tierra, pero no cubrirla con ella. De hecho, las semillas de artemisia forman parte de los llamados «germinadores ligeros». Puedes dejar el semillero en el antepecho de la ventana y, después de sólo tres-siete días, las semillas germinan.

Si has sembrado más de una semilla por maceta, debes separarlas. Es mejor usar macetas de cultivo pequeñas hechas de turba que luego puedes plantar directamente afuera en el jardín sin dañar la delicada raíz de la planta.

INFORMACIÓN

SUGERENCIA DEL TIPO DE SUSTRATO

Lo mejor sería utilizar suelo orgánico comercial. Sin embargo, para quien quiera prepararlo por sí mismo, aquí está la receta:

Verter en un recipiente una parte de compost de al menos un año, una parte de arena y una o dos partes de agua. Puedes comprar compost o hacerlo tú mismo en el contenedor de compost. Mezcla estos tres componentes a fondo.

Lo mejor es regar las plantas como las azaleas, desde abajo, siempre y cuando no estén en su lugar final. A las plantas de *Artemisia annua* les gusta el Sol y necesitan los «pies húmedos», por lo que la tierra no debe secarse. Al necesitar mucha luz, los antepechos de ventanas orientadas al sur son ideales para estas plantas.

Si hace buen tiempo, puedes llevar las plantas al aire libre a partir de abril, de lo contrario, deberías esperar después a finales de mayo. Las plantas de artemisia toleran el frío hasta 2 °C bajo cero.

Cuando las plantas miden unos 15 cm de altura, deberías trasplantarlas al menos a 1/2 m de distancia. Simplemente cavas un agujero e insertas la maceta de turba con la planta.

El suelo en el que se plantan debería ser fértil y suelto. Si deseas hacer un cultivo mixto, por ejemplo, con lechuga o judías enanas, planta la artemisia a una distancia de un metro y altérnala con otros cultivos intermedios.

Si éstos están maduros y se pueden cosechar, dan paso para el crecimiento posterior de las plantas de artemisia.

Se debería airear y regar regularmente el bancal. Recubrir el suelo césped cortado seco es una buena idea si no hay babosas en tu jardín. El césped cortado es el fertilizante ideal y mantiene el suelo húmedo. También puedes hacer lo mismo con las hojas de consuelda. Para promover el crecimiento de las plantas, se recomiendan fertilizantes orgánicos, como la harina de cuerno.

INFORMACIÓN

REPRODUCCIÓN DE PLANTAS EN CASA

1. Si sólo tienes una planta de artemisia, puedes reproducirla tú mismo con esquejes. De una planta madre vigorosa que tenga aproximadamente entre dos y cuatro meses y aún no haya florecido, corta las pun-

tas de las ramas de 5 a 10 cm de largo con un cuchillo afilado. Quita las hojas de la mitad inferior. Ahora llena un cubo con agua y añade un poco de abono orgánico. Cubre todo con una gasa y ajústala al borde con una goma. Inserta las ramas a través de la gasa desde arriba. Ponlo en un lugar iluminado, pero no a pleno Sol. Si el agua huele mal, se tiene que cambiar.

2. Alternativamente, puedes colocar esquejes cortados diagonalmente en un semillero, hasta la mitad en diagonal en cultivo húmedo, ya que promueve la formación de raíces.

3. El tercer método es esperar hasta que la planta crezca al menos 50 cm de altura. Corta la mitad de las ramas inferiores. Inclina las restantes hacia el suelo y coloca encima una piedra para que no se muevan. Después de aproximadamente cuatro o cinco semanas, se formarán raíces en la parte donde hemos puesto la piedra. Ahora puedes separar la rama de la planta madre y trasplantarla a cualquier lugar soleado del jardín.

Cosecha y procesamiento

Las hojas de la planta *Artemisia annua* son la parte más curativa y con la mayor cantidad de componentes activos. Por lo tanto, es importante cosechar la artemisa anual antes de la floración. En ese momento, las hojas son las más ricas.

Más tarde, la energía iría a las flores. Si se ha pasado el momento adecuado de cosecha, puedes preparar una infusión a partir de las flores.

Cuando descubras los primeros cogollos pequeños, simplemente cosecha toda la planta, a menos que necesites las semillas. Sostén una rama y arranca vigorosamente las hojas de arriba abajo. Coloca las hojas en una tabla grande y córtalas en trozos de un centímetro con un cuchillo. Extiende inmediatamente después en una lona y colócalas al Sol para su secado previo. Luego termina de secarlas a 40 °C. Para ello, yo utilizo un dispositivo con control de temperatura, que está disponible en Internet.

No debes tirar los tallos. También puedes cortarlos en trozos pequeños, secarlos y utilizarlos, por ejemplo, como suplemento para la alimentación animal.

Cuando las hojas están completamente secas, puedes guardarlas en frascos, en una bolsa de papel o en una bolsa

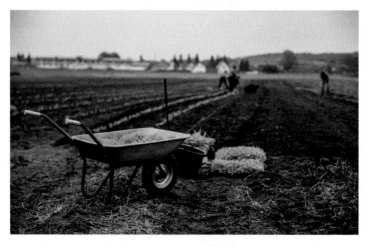

Las plántulas son plantadas en una plantación

de plástico para alimentos y almacenarlas en un lugar oscuro y seco. La calidad de las hojas se puede reconocer por el hecho de que son de color verde oscuro brillante, no contienen flores ni tallos y huelen fresco como el heno.

Esta mezcla de infusión, que también puedes comprar, no debe ser grisácea o marrón y no debe oler a humedad. Si fuera así, se habría desactivado la clorofila y se habrían destruido otros ingredientes importantes como los ácidos grasos. Puedes encontrar más información sobre el uso de infusiones y polvo de hoja en las págs. 101 y siguientes.

Ingredientes de la planta milagrosa

Las hojas de la artemisia son ricas en proteínas, ácidos grasos saludables y carbohidratos.

El contenido de proteína es notable, un 27,1 %. El polvo de hoja consta de 8,34 % de ácidos grasos y 10,5 % de cenizas con minerales valiosos y oligoelementos.

Minerales y oligoelementos

Las hojas contienen hierro, manganeso y zinc, así como potasio, calcio, fósforo, azufre y boro en forma altamente concentrada. El hierro es importante para la formación de sangre, para el sistema inmunitario, para la construcción de enzimas, neurotransmisores y hormonas. El zinc también promueve la formación de enzimas, así como la cicatrización de heridas, la renovación celular y la coordinación de los nervios, el cerebro y los músculos. El manganeso ayuda a construir el tejido del cartílago y los discos intervertebrales y contrarresta la osteoporosis. El potasio relaja el músculo cardíaco y es importante como antagonista del sodio para el equilibrio ácido-base; además, participa en la producción de proteínas propias del cuerpo y en el metabolismo de los carbohidratos. El calcio fortalece los huesos y los dientes y se metaboliza mejor en forma vegetal que el calcio de origen animal porque no se forman ácidos como las purinas. El fósforo es importante para el metabolismo energético de la célula y, al igual que el calcio, asegura huesos y dientes sanos. Los compuestos de azufre combaten los radicales libres, fortalecen el sistema inmunitario, equilibran los niveles de azúcar en la sangre y desintoxican el cuerpo. El boro es un oligoelemento importante, ya que previene el cáncer de próstata, promueve el almacenamiento de calcio en los huesos y la regeneración de las células. Asimismo, fortalece la función de la glándula tiroides y el sistema inmunitario. Especialmente en el caso de osteoporosis y de problemas articulares, un suministro suficiente de boro es importante. En áreas ricas en boro como Carnavon, en Australia, el riesgo de osteoartritis se reduce hasta en un 70 % en comparación con las áreas pobres en boro como Jamaica.

Proteína

La planta contiene no sólo una alta concentración de proteínas, sino también una composición muy saludable de aminoácidos. El polvo de hoja de *Artemisia annua* contiene todos los aminoácidos esenciales y no esenciales en una composición equilibrada. La concentración de aminoácidos esenciales en las hojas de la artemisia es más alta de lo que la OMS define necesario para los niños en edad preescolar. Por lo tanto, la *Artemisia annua* es una excelente fuente de proteínas y está especialmente recomendada para personas que tienen un mayor requerimiento de proteínas, como atletas activos, enfermos, trabajadores intelectuales, mujeres embarazadas, veganos, niños, adolescentes y personas con mayor estrés. Como la proteína de la moringa, y a diferencia de la proteína animal, la proteína de la artemisia es fácilmente digerible y no carga el cuerpo con ácidos grasos saturados, ácidos y colesterol. Además, tiene un potencial alergénico extremadamente bajo en comparación con la soja y los altramuces dulces. La artemisia contiene los siguientes aminoácidos:

El triptófano es el material de construcción básico para sustancias mensajeras como la serotonina y, por lo tanto, tiene un efecto estabilizador y mejora el estado de ánimo. La isoleucina equilibra los niveles de azúcar en la sangre. La leucina construye huesos sanos y promueve los procesos de curación. La lisina almacena calcio en los huesos y combate los virus. La metionina y la cistina desintoxican el organismo y destruyen los radicales libres, compuestos agresivos de oxígeno. La fenilalanina y la tirosina fortalecen nuestro sistema nervioso y son importantes para la construcción de neurotransmisores. La treonina constituye la sustancia básica del colágeno y la elastina y mantiene nuestra piel sana, hermosa y elástica. La alanina regula los niveles de azúcar en la sangre y previene la diabetes. El ácido asparámico es eficaz contra el agotamiento y previene el síndrome del trabajador quemado.

Vitaminas

Tiene un contenido de vitamina E considerablemente alto, de unos 22,63 mg por kg. La vitamina E es uno de los antioxidantes más importantes, previene el desarrollo de cáncer, enfermedades cardíacas y signos prematuros de envejecimiento. Además, esta vitamina liposoluble protege contra las toxinas ambientales, acelera la cicatrización de heridas, promueve la fertilidad, protege los ácidos grasos –especialmente en el cerebro– de la oxidación, previene la anemia y ayuda con trastornos nerviosos, enfermedades cardíacas e inmunodeficiencia. La vitamina E también se usa en la terapia contra el cáncer.

Fibra

La artemisia dispone de un contenido muy alto de fibra, de hecho, es de 64,7 g por cada 100 g. La fibra es importante para promover un microbioma saludable, anteriormente conocido como «flora intestinal», y, por lo tanto, para una digestión saludable, pero también para un sistema inmunitario saludable. El 80 % del trabajo defensivo tiene lugar en el intestino. Según el informe de nutrición del Gobierno federal de Alemania, los alemanes consumen un promedio de sólo 12 g de fibra, los médicos recomiendan al menos 30 g al día, y nuestros antepasados en la Edad de Piedra consumían alrededor de 100 g de fibra al día. La fibra no sólo nutre nuestras bacterias intestinales saludables, sino que también absorbe toxinas, aumenta la peristalsis intestinal y, por lo tanto, acorta el tránsito intestinal.

Antioxidantes

En este aspecto, ¡la artemisia es de las mejores! Los antioxidantes son los antagonistas de los radicales libres, los sacan de circulación o, mejor dicho, los neutralizan. Los radicales libres son moléculas de oxígeno agresivas que son muy reactivas, dañan las células y, por lo tanto, son el origen de todo tipo de enfermedades crónicas y la aparición de signos prematuros de envejecimiento. En el cuerpo, tiene lugar prácticamente en cada momento una especie de guerra.

Los radicales libres se convierten en proyectiles que atacan las paredes de las mitocondrias, las centrales energéticas de nuestras células, y las convierten en venenos, penetran en las células e incluso dañan el ADN, el material genético. En el cerebro, los radicales libres destruyen las neuronas; este proceso conduce a enfermedades como el alzhéimer, el párkinson y la esclerosis lateral amiotrófica, ELA. No hay lugar en el cuerpo que sufra tan masivamente el ataque de radicales libres como nuestro cerebro, porque tiene una alta tasa metabólica y el 60 % de su materia seca es grasa sensible, ácidos grasos omega-3 reactivos en las paredes celulares de las neuronas, que está particularmente en riesgo de volverse «rancia». Jean Carper, autora de *Máximo rendimiento,* escribe en su libro: «En ninguna parte el daño (por los radicales libres) es más trágico para la personalidad y el intelecto que en el cerebro».[4] La oxidación del colesterol LDL por radicales libres puede aumentar el riesgo de sufrir un ataque cardíaco y accidentes cerebrovasculares y conducir a la aterosclerosis o estrechamiento de las arterias, lo que es particularmente catastrófico en el cerebro y puede conducir a la enfermedad de Alzheimer y la demencia.

En la obra de referencia sobre *Artemisia annua,* Artemisia annua – *Pharmacology and Biotechnology* (nota de pie de pág. 1, pág. 124) encontré una declaración destacable: se

---

4. Carper, Jean: *Máximo Rendimiento: una adecuada alimentación puede mejorar el funcionamiento de tu cerebro,* Urano, 2001.

dice que esta planta es una de las cuatro con más alto potencial antioxidante en todo el mundo. A raíz de ello, pedí a la empresa MoringaGarden que verificara el valor en el laboratorio. Mis expectativas se cumplieron. La *Artemisia annua* es uno de los eliminadores de radicales libres más potentes que existen. El potencial antioxidante de un alimento está indicado por el llamado valor ORAC.

La capacidad antioxidante total TAC (la suma de la capacidad antioxidante de los componentes hidrófilos y lipofílicos) en la *Artemisia annua* es un espectacular 70 000 unidades ORAC (por cierto, nuestra «estrella antioxidante» doméstica es el arándano, con sólo 2630 unidades ORAC). Los responsables de esta capacidad de actuar como «extintor de incendios» contra el incendio forestal por radicales libres son, entre otros:

Polifenoles, vitamina E, purinas, flavonoides (artemetina, eupatorina y castizina), lípidos, cumarinas, esteroides y ácidos grasos esenciales.[5] Las sustancias responsables del alto valor de ORAC también incluyen sesquiterpenos artemisinina, beta-sitosterol, estigmasterol y beta-galactosa.

Los micronutrientes con efectos antioxidantes incluyen selenio, zinc, polifenoles como kaempferol, quercetina y rutina. Éstos ayudan con la inflamación, las alergias, la aterosclerosis, la presión arterial alta, la diabetes, el asma y el cáncer. El ácido cafeoilquínico ayuda con problemas digestivos, en caso de colesterol alto y un hígado graso. Los

---

5. *Cf.* Aftab, T.; Ferreira, J. F. S.; Masroor, M.; Khan, A.; Naeem, M. (eds.): *Artemisia annua–Pharmacology and Biotechnology.* Ed. Springer Verlag, Heidelberg, 2014, pág. 12.

sesquiterpenos mencionados, como la artemisinina, no sólo funcionan de manera antioxidante, sino que también contrarrestan los patógenos de la malaria y las células cancerosas.

Los aceites volátiles con altos niveles de ORAC de la *Artemisia annua* incluyen alcanfor (1.8 alcanfor cineol, 44 %), germacrene D (16 %), beta-selinenos (9 %), beta-cariofilenos (9 %), cetona de artemisia (3 %), alfa-pinenos y alrededor de 20 sustancias con un contenido de menos del 1 %.[6] Debido a esta riqueza en antioxidantes, la *Artemisia annua* tiene un efecto antibacteriano, fungicida, vermífugo, antiviral, antiinflamatorio y antitumoral.

Para mí, la «mujer artemisia», Hannelore Klabes, es un buen ejemplo del efecto antioxidante de la *Artemisia annua*. Come o bebe artemisia todos los días, todavía da conferencias de salud en ferias comerciales a la edad de noventa años y apenas se pone enferma, excepto por un resfriado ocasional. Además, parece más bien que tenga setenta.

Aceites esenciales

Muchos de los aceites esenciales mencionados desempeñan un papel en el «baño de bosque» y aumentan la producción de anticuerpos. La *Artemisia annua* tiene alfa-pineno, alcanfor, limoneno, alfa-terpineno, beta-pineno, careno, aceite de eucalipto, cetona de artemisia, copaeno, cariofileno, mentol y alfa-terpineol. Según el profesor Maximilian Moser de la Facultad de Medicina de la Universidad de Graz, los pinenos mejoran la absorción de oxígeno del pigmento

---

6. *Cf.* ibíd., pág. 30.

sanguíneo hemoglobina, de modo que aumenta, como se ha podido comprobar, la concentración de oxígeno en el tejido. Esto es especialmente importante para las personas mayores porque en la vejez la circulación sanguínea del cerebro también disminuye. Además, estos aceites esenciales reducen los niveles elevados de colesterol y previenen, de esta manera, las enfermedades cardiovasculares. Los alfa-pinenos son terpenos con actividad antipalúdica.

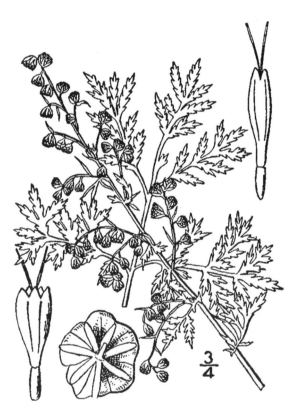

Artemisia annua: Hojas, tallos, inflorescencia

A su vez, el alfa-pineno y el beta-pineno tienen un efecto fungicida. El alcanfor combate patógenos de todo tipo, tiene un efecto antiinflamatorio, desinfectante, descongestiona las mucosas y elimina el dolor nervioso. El limoneno detiene la biosíntesis en plasmodias, el parásito de la malaria. Las cetonas fortalecen el poder inmunitario contra parásitos de cualquier tipo. El caren es otro monoterpeno y tiene un efecto relajante durante el estrés. Es una materia prima para cosméticos y perfumes. El copaeno tiene un efecto antitérmico, sirve para combatir hongos y es antibacteriano.

El mentol ejerce un efecto citotóxico sobre las células cancerosas, inhibiendo así el crecimiento de las células cancerosas y tiene un efecto antitérmico. El eucaliptol tiene un fuerte efecto antiinflamatorio e inhibe el crecimiento y desarrollo de cepas de plasmodia resistentes a la cloroquina en una etapa temprana. Además, el eucaliptol ralentiza el desarrollo de las células de leucemia humana. El alfa-terpineol inhibe el crecimiento tumoral y también tiene un efecto antiinflamatorio, antibacteriano y fungicida contra hongos patógenos.

Los aceites esenciales en la planta de artemisia son efectivos contra las bacterias grampositivas y gramnegativas. Las cetonas de la artemisia son particularmente efectivas como «asesinas de bacterias». Los aceites de la artemisia –como el alfa-pineno o las cetonas de artemisia– fueron particularmente efectivos contra hongos patógenos como la *Candida albicans.* Todos los aceites mencionados combaten el temido hongo *Aspergillus fumigatus,* que a menudo se convierte en un peligro en pacientes inmunocomprometidos después de trasplantes de órganos, quimioterapia o radioterapia.

Sustancias amargas

Las sustancias amargas se han eliminado de nuestros cultivos por razones de sabor, pero la *Artemisia annua* es rica en ellas. Sin embargo, estas sustancias son una verdadera fuente de juventud para nosotros y nuestra digestión, desintoxican el hígado, fortalecen el páncreas, descongestionan el organismo y ayudan a recuperar el equilibrio ácido-base.

Con una acumulación de moco, puede haber supuración sinusal o bronquitis crónica. La sangre se vuelve más espesa, el metabolismo se ralentiza y el sistema inmunitario se debilita. Las sustancias amargas como la *Artemisia annua* fortalecen la función de las glándulas y activan los órganos de desintoxicación. Si deseas desacidificarte, desintoxicarte y purificarte de forma continua, no puedes evitar las sustancias amargas. Existen muy pocas plantas que contengan sustancias amargas tan concentradas como la *Artemisia annua* (con la excepción del ajenjo, que también proviene de la familia *Artemisia)*. Dado que ya no estamos acostumbrados a las valiosas sustancias amargas en una forma tan concentrada, recomiendo comenzar lentamente con una pequeña dosis de polvo de hoja de artemisia (aprox. la punta de un cuchillo) o una infusión de artemisia (una taza).

Artemisia annua en pocas palabras

* La *Artemisia annua* también crece en nuestras latitudes, de manera silvestre y cultivada.
* La planta se puede cultivar fácilmente en el jardín o en el balcón de casa.

* La *Artemisia annua* contiene 600 ingredientes biológicamente activos, incluyendo:
  * sustancias vitales y bioflavonoides
  * minerales poco comunes como el azufre y el boro
  * un perfil completo y equilibrado de aminoácidos
  * clorofila en grandes cantidades
  * aceites esenciales para el mantenimiento de la salud y la curación de múltiples dolencias.
* La planta tiene un enorme potencial antioxidante.
* Con un valor ORAC muy alto de 70000 unidades, protege contra los radicales libres dañinos.
* La *Artemisia annua* es una excelente fuente de proteínas sin el potencial alérgico de la soja, el seitán y los altramuces dulces.
* La planta es una bomba de vitamina E: para la fertilidad, para la protección de las paredes celulares y para la neutralización de toxinas ambientales.
* Sirve como fuente ideal de fibra para una flora intestinal saludable.
* La *Artemisa annua* proporciona sustancias amargas que fortalecen el hígado y el páncreas y apoyan al organismo en la desintoxicación y la eliminación de mucosidad.

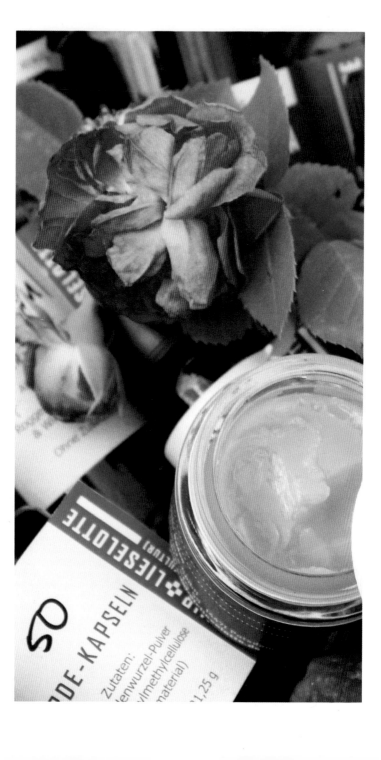

Artemisia para la salud

La artemisia es un todoterreno cuando se trata de tu bienestar. Te sorprenderías de la cantidad de dolencias para las que esta planta tiene efectos positivos.

Artemisia, un adaptógeno

La palabra *adaptógeno* apareció por primera vez en mi vida en el libro de Bodo Baginski y Shalila Sharamon sobre las bayas de schisandra. Esta fruta equilibraría el cuerpo y la mente y optimizaría todas sus funciones. ¿Qué hay exactamente detrás de esto?

Muchas personas están agotadas. Además, toman estimulantes como café o bebidas energéticas para poder rendir al máximo. Cada vez más jóvenes recurren a las drogas y psicofármacos como el Ritalin y el Fluctin para «doparse» y aumentar su rendimiento. Las altas dosis de medicación más el estrés y el exceso de trabajo son potencialmente peligrosos para nuestra salud, porque tarde o temprano acabamos agotados, totalmente agotados. Muchas de las sustancias legales e ilegales también tienen efectos secundarios graves; algunas incluso pueden ser adictivas. Estamos pagando un precio alto, demasiado alto.

Los adaptógenos son una alternativa saludable y muy bienvenida a los estimulantes de cualquier tipo, que proporcionan a cuerpo y alma las sustancias que nos hacen más poderosos y fuertes, especialmente en situaciones estresantes. Al mismo tiempo, promovemos nuestra salud. Los adaptógenos nos traen una buena forma física desde el interior, por así decirlo.

ADAPTÓGENO, ¿QUÉ ES?

El nombre de *adaptógeno* proviene de la palabra latina *adaptare* o del inglés *to adapt*, que significa «adaptarse». *Adaptógeno* es un término médico alternativo que se utiliza para las sustancias vegetales biológicamente activas que ayudan al organismo a adaptarse mejor a situaciones estresantes físicas y emocionales. El término fue acuñado en 1947 por el farmacólogo ruso Nikolai V. Lazarev. Pudo demostrar que hay ingredientes activos que ayudan al organismo humano a adaptarse mejor a situaciones estresantes al aumentar las propias defensas no específicas del cuerpo. ¡Y todo esto sin ningún efecto secundario! Su compañero de investigación, Israel I. Brekhman, posteriormente examinó las plantas en busca de propiedades adaptogénicas específicas, por lo que se le considera el «padre de los adaptógenos».

En 2017, la base de datos médica PubMed ya contaba con 226 estudios clínicos y comparativos para la palabra *adaptógeno* o el término inglés *adaptogenic*. El número de publicaciones aumenta significativamente de año en año, lo que refleja el gran interés de los investigadores y el público. Con los adaptógenos, podemos aumentar nuestra resistencia al estrés. Es posible que hayas oído hablar de la resiliencia, que hace referencia a la capacidad de resistencia, así como la fuerza interior. Algunas personas pueden gestionar de manera maravillosa factores ambientales como el frío, el calor y el ruido, otras están completamente abrumadas por ello. Algunas llegan a su límite al menor estrés, pero otras incluso saben sobrellevar de manera fácil golpes inesperados del destino. Algunas rinden al máximo en competiciones deportivas o situaciones de examen, otras colapsan.

Los adaptógenos pueden protegernos de las enfermedades relacionadas con el estrés y prevenir el daño a largo plazo del estrés permanente. Son capaces de proteger nuestras células y ADN de los daños relacionados con el estrés.

Además, los adaptógenos amplían nuestra capacidad de atención y aumentan nuestro rendimiento mental. Aumentan nuestra capacidad de resistencia y mejoran nuestra fuer-

ADAPTÓGENOS VEGETALES

Algunos ejemplos de adaptógenos botánicos son: ginseng, noni, hongos shiitake, hongos reishi/ling-zh, el hongo de la almendra, la baya schisandra, rhodiola, la baya ashwagandha, tulsi, la «planta de la inmortalidad» jiaogulan, moringa, maca y, el nuevo descubrimiento, la *Artemisia annua*. Entre los adaptógenos de origen vegetal hay tres grupos principales:

Flavonoides y polifenoles, terpenos con los subgrupos triterpenos y saponinas, así como polisacáridos, incluyendo especialmente beta-glucanos. Todas estas sustancias bioactivas se encuentran en abundancia en la *Artemisia annua*.

za regenerativa, por ejemplo, después del máximo rendimiento físico y mental. Como un paraguas, nos protegen de un exceso de estrés y sobreesfuerzo. Optimizan la llamada respuesta al estrés, un sistema finamente equilibrado de mediadores clave como las quinasas C-Jun-N-terminal activadas por el estrés, las chaperonas, los óxidos nítricos y el cortisol. Estos mediadores están asociados con el eje hipotalámico-hipofisario-adrenal.

El modo de acción

El principal mecanismo de los adaptógenos, según la Wikipedia en alemán, es un efecto que imita el estrés y regula de manera muy efectiva la proteína de choque térmico 70 (o Hsp70), que forma parte de las chaperonas. Esta proteína actúa como un sensor de estrés y reduce la cantidad de cortisol y óxido nítrico circulantes que se forma y es liberada en el organismo cuando el cuerpo está en una situación estresante y bajo estrés permanente. Al eliminar el nivel de estas dos sustancias, el rendimiento mental y la resistencia física mejoran.[7]

Los adaptógenos ayudan así al organismo a adaptarse mejor a situaciones de estrés físico y mental. Las mitocondrias, las centrales energéticas de las células, están protegidas, y los niveles de lactato permanecen bajos durante la actividad física. Durante y después de las competiciones se promueve la regeneración. Los adaptógenos reducen la liberación de hormonas del estrés y aumentan la provisión de energía ATP.

---

7. Véase https://dx.doi.org/10.2174%2F157488409789375311

De esta manera, se reduce el agotamiento y la fatiga. Los adaptógenos no tienen efectos secundarios y se toleran bien.

Los estimulantes mencionados al principio, a diferencia de los adaptógenos, causan problemas de sueño cuando se toman durante mucho tiempo y tienen otros efectos secundarios desagradables. Con el tiempo, los estimulantes agotan permanentemente las glándulas suprarrenales que producen y liberan hormonas importantes. A largo plazo, interrumpen la interacción finamente equilibrada del sistema nervioso simpático y su antagonista del sistema nervioso parasimpático o nervio vago. «Tanto con dosis únicas como con un uso prolongado, los adaptógenos tienen un efecto de fortalecimiento mesurable, que se refleja en un mayor rendimiento mental y físico, especialmente en el contexto de la fatiga y el estrés» (Wikipedia en alemán).

El doctor Israel Brekhman ha identificado propiedades claras de los adaptógenos para distinguirlos de los estimulantes:

1. Un adaptógeno es completamente inofensivo para el cuerpo aunque se tome a largo plazo.
2. Un adaptógeno aumenta específicamente la resistencia a una amplia gama de influencias físicas, químicas y biológicas.
3. Un adaptógeno logra un efecto normalizador sobre el metabolismo, independientemente de la dirección de los cambios patológicos previos.[8]

---

8. Véase http://dispatch.opac.d-nb.de/DB=1.1/CMD?ACT=SRCHA&IKT=8&TRM=0066-4251

Para mí, está claro, dados los ingredientes y la gama de indicaciones, que la *Artemisia annua* forma parte de los adaptógenos. La artemisia también mejora la respuesta al estrés. Numerosos estudios muestran que la *Artemisa annua* nos devuelve al equilibrio en todos los niveles: cuerpo, alma y espíritu. Con los adaptógenos, optimizamos todas las funciones corporales y, por lo tanto, también los procesos mentales. Nos sentimos nuevamente a la altura de enfrentarnos a los desafíos de la vida cotidiana y podemos disfrutar plenamente de nuestro potencial. En mi opinión, necesitamos con más urgencia que nunca en nuestras estresantes vidas de hoy adaptógenos efectivos, ¡pero no estimulantes!

Lucha contra la malaria

En 2015, la profesora china que ahora tiene 84 años Tu Youyou recibió el Premio Nobel de Medicina en reconocimiento al redescubrimiento de la artemisia como planta medicinal para la malaria y por el aislamiento de la artemisinina como principal ingrediente activo.

Como lector, es posible que te preguntes por qué deberías estar interesado en la malaria. Puede que nunca hayas estado en África o en países como la India, donde existe la malaria. A continuación, te explicaré por qué también nosotros deberíamos estar interesados en este tema, incluso si no estamos planeando ningún viaje de larga distancia al sur.

Porque el mecanismo de acción con el que la *Artemisia annua* derrota al agente causal de la enfermedad de la malaria es similar a aquél con el que esta increíble planta también mata a otros patógenos y células cancerosas.

Explicado en pocas palabras, el redescubrimiento de la *Artemisia annua* tiene que ver con la guerra de Vietnam. Los vietnamitas del norte pidieron ayuda a su hermana mayor, China, porque la malaria era rampante entre los soldados norvietnamitas y había muchas muertes debido a ésta. A continuación, hubo una iniciativa sin precedentes en la historia de la medicina, el «Proyecto 523», lanzado en Pekín en 1967, en el que participaron más de 500 científicos y más de 60 institutos científicos. Dado que era un proyecto militar secreto, nadie fuera del proyecto se enteró inicialmente de esta investigación y sus resultados.

En enero de 1969, la profesora Tu Youyou encontró lo que estaba buscando. Ella y sus colaboradores habían estudiado más de 2000 recetas de la medicina tradicional china y encontraron entre ellas 640 recetas que sugerían un efecto

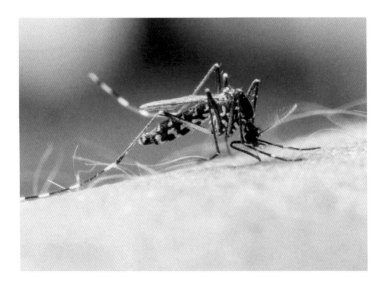

antipalúdico. Entre ellas, a los investigadores les llamó la atención un extracto de *Artemisia annua,* en chino *quinghao,* un tipo de artemisa que se suponía que reduciría el crecimiento de los parásitos de la malaria en casi un 70 %. Sin embargo, cuando la profesora Tu realizó sus propios estudios con la planta, proporcionaron sólo una modesta inhibición del crecimiento de entre el 12 y el 40 %. ¿Cuál podría ser la razón de esto? Tu finalmente encontró lo que estaba buscando en un antiguo escrito chino con la descripción de un extracto efectivo: «Toma un manojo de *quinghao,* empápalo en 0,4 litros de agua, escurre la hierba para obtener un jugo y bébetelo todo». Precisamente, esta receta la encontró en el *Manual de recetas para emergencias,* escrito por Ge Hong, que vivió entre 283 y 343 durante la dinastía Jin. Tu se dio cuenta de que el método habitual de cocción y extracción a altas temperaturas hacía que algunos de los ingredientes curativos fueran ineficaces y cambió a partir de entonces a la extracción tradicional a bajas temperaturas.

El extracto con el número 191 fue probado en ratones que sufrían malaria. Los plasmodios, agentes causantes de la enfermedad de la malaria, desaparecían al 100 %. Eso fue en octubre de 1971. En marzo de 1972, la profesora presentó los resultados de su investigación a sus colegas del Proyecto 523. Pronto, se produjeron cristales de artemisinina de alta calidad en China, que tuvieron un muy buen efecto antipalúdico, debido a una lactona con un endoperóxido, que es responsable del efecto antipalúdico.

Posteriormente, se llevaron a cabo estudios clínicos que comparaban el efecto de la artemisinina con la mefloquina, el agente antipalúdico común anterior, con resultados muy positivos. Dado que la artemisinina tiene sólo un tiempo de duración del efecto medio de tres a cuatro horas y para prevenir la resistencia, se combinó con otra hierba de la MTC y, de esta manera, se obtuvo una preparación combinada. Esta preparación combinada llamada ACT (por sus siglas en inglés, terapia de combinación de artemisinina) ha sido el estándar mundial en la terapia de la malaria durante muchos años.

En África, el continente con más casos de malaria, se introdujo, paralelamente a los preparados combinados con artemisinina, un insecticida contra el patógeno de la malaria, el mosquito *Anopheles*. Sin embargo, se roció en exceso, por lo que el mosquito ya ha desarrollado resistencia. En el curso del calentamiento global, la malaria no sólo ganará virulencia en África, porque ahora afecta a personas que anteriormente no estaban afectadas por esta enfermedad por razones climáticas y, por lo tanto, no tenían la oportunidad de desarrollar inmunidad.

La profesora Tu Youyou y sus colegas chinos han prestado servicios extraordinarios a la humanidad y han salvado millones de vidas con el descubrimiento de la artemisinina. ¿Qué pasaría si toda la planta fuera aún más valiosa en la lucha contra la malaria y otros flagelos de la humanidad como el cáncer o la enfermedad de Lyme? ¿Y si la naturaleza nos lo presenta entero, crudo y en el mejor de los casos secado a temperaturas de alimentos crudos o como una infusión con muchas otras sustancias vegetales y bioflavonoides?

Principio activo de la artemisinina

La artemisinina tiene una sustancia vegetal secundaria llamada sesquiterpeno, que se caracteriza químicamente por un sistema de anillo de trioxano y un puente de peróxido.

El secreto de su acción contra los patógenos de la malaria radica en su reacción con el hierro que se encuentra en concentraciones particularmente altas en los patógenos de la malaria. Cuando la artemisinina entra en contacto con el hierro, se desencadena una reacción química que forma radicales libres que destruyen los parásitos de la malaria.

La membrana celular está perforada y los patógenos están prácticamente destrozados.

Como han demostrado estudios recientes, la artemisinina tiene un efecto similar sobre las células cancerosas. Estas células contienen mucho más hierro que las células normales. Si un paciente con cáncer toma artemisinina, hay una liberación masiva de radicales de oxígeno en la célula cancerosa, de modo que la célula cancerosa se destruye. Las células sanas con mucho menos hierro se salvan de esta reacción. A diferencia de la radioterapia y la terapia de rayos X, la artemisinina funciona selectivamente.

Artemisinina

Con el paso del tiempo, los investigadores han encontrado que la biodisponibilidad de la artemisinina es mayor en toda la planta que la artemisinina aislada. También encontraron que un total de más de 600 ingredientes biológicamente activos de la planta artemisia son eficaces contra la malaria y el cáncer. Éstos incluyen terpenos, ácidos fenóicos, flavonoides, polisacáridos y cumarinas, que actúan contra plasmodios y células cancerosas, pero también contra virus, bacterias y hongos.[9] Las sustancias que son efectivas en la planta contra la malaria incluyen las sustancias vegetales secundarias artemetina, casticina, crisopentina, crisoplenol-D, cirsilineol, ascaridol, eupatorin, ácido oleico y quercetina.[10]

Malaria, ¿también en Europa?

Más del 40 % de la población mundial en los trópicos y subtrópicos está en riesgo de infectarse de malaria. Antiguamente, hasta finales del siglo pasado, había alrededor de 110 millones de nuevas infecciones y alrededor de 2 millones de muertes por año.[11] La mayoría de las muertes son niños menores de cinco años que viven en el África subsahariana. La tasa de mortalidad por malaria se ha reducido aproximadamente a la mitad en todo el mundo en menos de dos décadas, principalmente debido al medicamento artemisia con el componente principal artemisinina. La OMS escribió en su informe sobre la malaria que en 2015 sólo hubo 212 000 nuevos casos en todo el mundo.

9. Cf. Aftab, T.; Ferreira, J. F. S.; Masroor, M.; Khan, A.; Naeem, M. (eds.): *Artemisia annua–Pharmacology and Biotechnology*. Ed. Springer Verlag, Heidelberg 2014, págs. 64 y ss.; y Meier zu Biesen, C.: *Globale Epidemien – lokale Antworten. Eine Ethnographie der Heilpflanze Artemisia annua in Tansania*. Campus Verlag, Fráncfort 2013, págs 323 y ss.
10. *Cf.* Dr. Jim Duke, 2005: www.ars-grin.gov/duke/ethnobotuse.html
11. *Cf.* Aftab, T.; Ferreira, J. F. S.; Masroor, M.; Khan, A.; Naeem, M. (eds.): *Artemisia annua–Pharmacology and Biotecnology*. Ed. Springer Verlag, Heidelberg 2014, pág. 27.

Sin embargo, el número de casos de malaria en todo el mundo ha vuelto a aumentar por primera vez en 15 años. Según la OMS, en 2016 se registraron 216 millones de casos de malaria en un total de 91 países. 445 000 personas murieron por la enfermedad en 2016.[12]

En 1880, fueron descubiertos los plasmodios como patógenos de la malaria. No obstante, aún no ha sido posible controlar o incluso erradicar la enfermedad de la malaria, ni con medicamentos de quimioterapia ni con programas de destrucción de mosquitos a gran escala como en África, a menudo con DDT. Los plasmodios desarrollaron resistencia a los medicamentos y los mosquitos vectores desarrollaron resistencia a los insecticidas. Aunque el Fondo Mundial de Lucha contra el Sida, la Tuberculosis y la Malaria, GFATM, ha desarrollado una vacuna, Mosquirix, sólo tiene una efectividad de alrededor del 40 % y, por lo tanto, sólo se usa y se prueba en unos pocos países.[13]

Solíamos tener una enfermedad de malaria llamada malaria terciana o fiebre alterna, con una latencia larga y posteriores episodios de fiebre. Desde la conquista romana, la malaria también ha sido nativa en zonas de climas templados como el de Alemania. En 1557/1558, Europa se vio afectada por una epidemia de malaria y siguió hasta el siglo XVIII. Los habitantes de las zonas costeras y las cuencas fluviales de grandes ríos alemanes como el Rin, el Elba y el Weser a menudo sufrían de malaria. Se trataba principal-

---

12. *Cf.* el artículo «Historische Chance, Malaria zu besiegen», *Hamburger Abendblatt*, pág. 20, publicado en el Día Mundial de la Malaria, el 25 del 4 de 2018.
13. *Cf.* ibíd.

mente de malaria terciana, también llamada fiebre del pantano, plaga terrestre del Imperio de Franconia o enfermedad de Dithmarschen. En esa época, el poeta, filósofo e historiador alemán Friedrich von Schiller también sufría de malaria, la llamada fiebre nerviosa.

Se había infectado a los 23 años y nunca se recuperó completamente de la enfermedad. Murió en 1805 a la edad de sólo 46 años, tras enfermar también de neumonía. Una autopsia reveló que los órganos internos como los riñones, el músculo cardíaco y la vesícula biliar estaban gravemente dañados.

Alrededor de 1920, la malaria se consideró erradicada en nuestro país gracias al drenaje de los pantanos. Sin embargo, ocurrió otra epidemia de malaria durante un verano cálido y húmedo en 1945/46. Los soldados que regresaron trajeron a casa los parásitos en la sangre. Lo que quizás no sepas es que desde 1960, los casos de malaria importados en el territorio de la República Federal de Alemania han aumentado constantemente. Desde 1991, esto también ha afectado a los nuevos estados federales con un aumento significativo en el número de casos. Además de los viajeros tropicales que regresan, los migrantes y solicitantes de asilo de las zonas endémicas de malaria juegan un papel en la importación.[14]

El 16 de enero 2017, el diario alemán *Hamburger Abendblatt,* bajo el título «Malaria, peligro al viajar», escribió: «Según el Instituto Robert Koch, 1068 enfermos se registraron

---

14. *Cf.* Pöhn, H. P. y Rasch, G.: *Statistik meldepflichtiger über tragbarer Krankheiten.* MMV, Múnich, 1994.

en todo el país en 2015, cifra más alta que nunca. Se sospecha que los refugiados infectados de África pueden haber contribuido al pico».

¿QUÉ OCURRE CUANDO UNO ENFERMA DE LA MALARIA?

El mosquito *Anopheles* pica a los humanos. En el proceso, los llamados esporozoítos (la etapa infecciosa de los plasmodios) penetran en el torrente sanguíneo y se asientan en las células del parénquima hepático en 45 minutos. Después de un tiempo, los patógenos explotan la célula hepática y se liberan en el torrente sanguíneo. Allí atacan a los glóbulos rojos, que se deforman. Esto conduce a microembolismos en el cerebro, el corazón o los riñones y puede conducir al coma y la insuficiencia renal y, por lo tanto, a la muerte. Los productos metabólicos de los parásitos provocan ataques de fiebre. La malaria sólo se puede detectar en la sangre durante un ataque agudo. Sin embargo, las convulsiones de la fiebre generalmente ocurren por la noche.

Los enfermos de malaria tienen una falta de glóbulos rojos y un exceso de glóbulos blancos. Las complicaciones de la malaria tropical incluyen dificultad para respirar, insuficiencia renal aguda, alteración de la conciencia, disminución de la presión arterial o coma. Los plasmodios atacan todos los órganos, por lo que los síntomas pueden ser diferentes. Después de una convulsión, los afectados experimentan dolor articular y muscular, fatiga y depresión. El tratamiento de un brote agudo de malaria debe llevarse a cabo en la unidad de cuidados intensivos de un hospital, que a menudo no existe en las áreas afectadas de África y Asia.

Incluso si una persona es inmune, es decir, no enferma de malaria, puede ser una fuente de infección para otros a través de su sangre, que es transmitida por insectos.

Los científicos asumen que la malaria aparecerá cada vez más en las zonas de clima templado del norte y centro de Europa como resultado del calentamiento global. Los mosquitos vectores han cruzado hace mucho tiempo los Alpes, por cierto, así como el peligroso mosquito de la arena y mosquito el tigre, que se han asentado en la suave llanura del Rin. Según los médicos alemanes, la forma más peligrosa de malaria, la malaria tropical, también puede ser transmitida por mosquitos domésticos. El doctor Andreas Rech, de la Clínica Duisburg, informó sobre la infección de dos niños.[15] El mosquito doméstico *Anopheles plumbeus* había picado a un niño de Angola que había contraído malaria y, luego, infectó a dos niños en el mismo hospital.

Si el calentamiento global continúa, el mosquito tropical *Anopheles* también podría propagarse en Alemania. Los expertos cuentan con que se empezará a sentir como en casa en la zona del Alto Rin, incluso con un aumento de sólo unos pocos grados de la temperatura. Si la temperatura

---

15. *Cf.* www.ncbi.nlm.hnih.gov/pubmed/11737834

aumenta, el riesgo de infección también aumenta. El patógeno tropical *Plasmodium falciparum* necesita una temperatura mínima de 18 °C para madurar, los patógenos propagados en Europa necesitan un mínimo de 16,5 °C. La temperatura óptima es de 25 °C. Hana Bláhová escribe en su *Manual de parásitos 2:* «Como resultado del calentamiento global, los mosquitos vectores se están moviendo cada vez más hacia el norte».[16] Como profilaxis y terapia, recomienda la artemisa anual.

En el artículo «Enfermedades infecciosas tropicales llegan a nuestro territorio; una infección por malaria en Zúrich»,[17] una mujer en Suiza informa de que nunca ha estado en los trópicos, pero vive cerca del aeropuerto de Zúrich. En este aeropuerto, así como en los aeropuertos internacionales de París y Bruselas, se observaron casos de malaria por patógenos importados de países africanos.

En el sur de la Toscana, una mujer que tampoco había estado nunca en los trópicos y vive lejos de cualquier aeropuerto cayó enferma. Su vecina se había infectado en la India con plasmodia, que transmitió a través de su sangre a un mosquito, que eligió a la mujer italiana afectada como su próxima comida.

Las áreas de riesgo de malaria en África se habrán expandido aproximadamente un 7 % en 2020. El aumento en la población de riesgo será incluso de hasta el 28 %, porque viven en áreas previamente salvadas de la malaria y, por lo tanto, no podrían desarrollar inmunidad a la enfermedad.

16. Bláhová, H.: *Das Parasiten-Handbuch 2*. Jim Humble Verlag, Roermond, 2015.
17. *Gesundheitstipp,* octubre de 2000, www.gesundheitstipp.ch

Anamed recomienda la *Moringa oleifera* y *Artemisia annua* para la profilaxis de la malaria, ya sea aquí o en los trópicos. Según Anamed, empresas de Camerún, Uganda y Burundi ahora recomiendan la profilaxis con estas dos plantas medicinales a sus empleados. Conozco a un trabajador de desarrollo de Alemania que ha estado trabajando en proyectos de permacultura en Tanzania y la República del Congo durante muchos años. Se protege de la malaria con la *Artemisa annua* y la moringa y nunca ha estado enfermo.

Como profilaxis, Anamed recomienda tomar 1,5 g de polvo de hoja de artemisia más la misma cantidad de polvo de moringa, lo que sería una cucharadita de cada, a primera hora de la mañana. Alternativamente, se puede beber un litro de infusión de artemisia y moringa por la mañana antes del desayuno. Para prepararlo, deja que la misma cantidad de hojas se empape en 200 ml de agua hirviendo durante al menos 15 minutos.

Incluso aquellos que ya están infectados se benefician de la *Artemisia annua*. Las pruebas médicas han demostrado que la cantidad de artemisinina por mililitro de infusión es 26 veces mayor que la cantidad necesaria para evitar que el patógeno de la malaria *Plasmodium falciparum* se multiplique.[18] La fiebre se combate con éxito y la infestación del parásito puede reducirse a la cantidad requerida por la OMS

---

18. *Cf.* Mueller, M. S.; Karhagomba, I. B.; Hirt, H.-M.; Wernakor, E.; Li, S. M.: «The potential of Artemesia Annua as a locally produced remedy for malaria in the Tropics: agricultural, clinical and chemical aspects», *Journal of Ethnopharmacology*, diciembre de 2000; 73(3): págs. 487-493.

tras el día 14.[19] Apenas dos días después de comenzar a tomar la infusión de artemisia, el 77 % de los pacientes estaban libres de fiebre. En el 88 % de los casos, la fatiga disminuyó, el 92 % de los pacientes no tuvieron más dolores corporales ni náuseas.[20] Los estudios en China encontraron que la *Artemisia annua* tuvo un efecto de casi el 100 % en el tratamiento de la malaria cuando las hojas se administraron en polvo, como infusión, extraído con aceite o en alcohol.[21]

Los defensores de la infusión como Anamed dicen que el efecto antipalúdico de la infusión de artemisia también es debido a otras sustancias vegetales secundarias, como la artemetina, la casticina, la crisopentina, la crisoplenol-D y el cirsilineol. Otras sustancias que causan un efecto antipalúdico son los ascaridoles, la eupatorina, el ácido oleanólico y la quercetina.[22] Aparentemente, los ingredientes de la planta artemisia trabajan sinérgicamente entre sí, es decir, se apoyan mutuamente en su efecto. Un patógeno puede desarrollar resistencia a una o dos sustancias, pero no a los cientos de ingredientes comprendidos en la planta de artemisia. Sin embargo, una planta entera no se puede patentar, por lo que la industria farmacéutica sólo apuesta por sustancias individuales.

19. *Cf.* Willcox, M. L. (en particular): «Traditional Medicinal Plants and Malaria», CRC Press, Boca Ratón 2004, pág. 7.
20. *Cf.* Meier zu Biesen, C.: *Globale Epidemien – lokale Antworten. Eine Ethnographie der Heilpflanze Artemisia annua in Tansania.* Campus Verlag, Fráncfort, 2013, pág. 329.
21. *Cf.* Räth, K.; Taxis, K.; Walz, G.; Planeador, C. H.; Li, S.-M.; Heide, L. (2004): «Pharmacokinetic study of artemisinin after oral intake of a traditional preparation of Artemisia annua L.», *The American Journal of Tropical Medicine and Hygiene*, marzo de 2004, pág. 70 (2): 128-13.
22. *cf.* Duke, J.: www.ars-grin.gov/duke/ethnobotuse.html (2005)

Así las cosas, en mayo de 2018, hay ahora más de 500 estudios científicos sobre la *Artemisia annua,* de los cuales más de 100 son sobre el tema del cáncer.[23] El centro oncológico más grande del mundo, el Memorial Sloan Kettering, concluye que la planta claramente tiene efectos anticancerígenos. Pero no se puede declarar la lucha al cáncer sólo con *Artemisia annua.* Existe un gran abanico de áreas de aplicación.

Áreas de aplicación de la A a la Z

La *Artemisia annua* tiene un efecto positivo en todo el organismo, fortalece el sistema inmunitario y las células.

El doctor Heinz Lüscher (en los diversos folletos de Anamed, «Referencias bibliográficas y recomendaciones de lectura», págs. 127 y ss.) ha recogido los efectos curativos de la *Artemisia annua.*

Acidosis (hiperacidez)

Debido a su densidad mineral, la *Artemisia annua* pertenece al grupo de plantas que forman unas bases sólidas. La acidosis es la principal causa de todas las enfermedades crónicas. He escrito un libro, *Terapia de la acidosis,* y doy seminarios sobre este tema a nivel nacional. Debido a una dieta incorrecta con harina blanca y productos preparados, la deficiencia de minerales en nuestros alimentos debido a la lixiviación del suelo y la lluvia ácida, la falta de ejercicio y el

---

23. *Cf.* www.ncbi.nlm.nih.gov/pubmed, éste es el sitio web de la librería US National Library of Medicine.

estrés crónico, la gran mayoría de las personas, los investigadores suponen que alrededor del 90%, están acidificadas.

Para controlar la acidosis, recomiendo, además, moringa debido a su densidad sin precedentes de oligoelementos y minerales.

Artritis

La artemisinina reduce la actividad de ciertas citoquinas y quimiocinas que promueven la inflamación (véase Aftab, pág. 18). En muchos consumidores de té o polvo de hoja, el dolor de la artritis disminuye rápidamente. Una granjera anciana sufría de un dolor insoportable en los pies. Éste desapareció casi por completo gracias al consumo de infusiones de artemisia y al uso de una pomada de artemisia (que consiste en artemisia, moringa y neem y que está disponible en «MoringaGarden»).

Asma

Anamed reporta experiencias, por lo general, positivas: casi en el 100% de los casos se aliviaron los síntomas.

Cáncer

Un estudio realizado por la Universidad de Tübingen muestra que la *Artemisia annua* hace que la quimioterapia y la radioterapia sean más efectivas y minimiza los efectos secundarios. La apoptosis en la célula cancerosa, un tipo de programa de suicidio, también se pone en marcha a menudo.[24] (Más sobre el cáncer en las págs. 84 y ss.).

---

24. *Cf.* ibíd., pág. 216.

Una mujer escocesa tenía calambres menstruales extremos con dolor de tensión en los senos, abdomen hinchado y dolor abdominal agudo. Comenzó a beber diariamente infusiones de artemisia. Su incomodidad cesó y su menstruación comenzó de repente y se detuvo de repente. Lo interpretó como que el útero se estaba limpiando a sí mismo de manera muy efectiva. Desde entonces, tampoco ha expulsado grumos en la sangre menstrual.

Coronavirus (COVID-19)

¿Sirve la planta de Premio Nobel, la *Artemisia annua*, también en caso de infección con el coronavirus? En agosto de 2020, me topé «accidentalmente» con la revista *Brennstoff* (www.brennstoff.com). El artículo «Gesundheit bilden oder nur Krankheit verhindern?» (¿Educar para la salud o simplemente prevenir la enfermedad?) del profesor doctor Maximilian Moser me intrigó. En Madagascar, la COVID-19 se trata con éxito con *Artemisia annua* y *Moringa oleifera*. ¡He escrito dos libros sobre esta planta medicinal! Ya había oído hablar sobre el estudio COVID-19 en el renombrado Instituto Max Planck de Coloides e Interfaces en Potsdam. Resultado: el extracto entero de artemisia es efectivo contra el virus SARS-CoV-2, al igual que el Remdesivir, que recientemente recibió la aprobación expresa de las autoridades europeas como cura para la COVID-19 y que también aprobó el presidente de Estados Unidos, Donald Trump. Sin embargo, el Remdesivir es una sustancia única a la que el cuerpo puede desarrollar resistencia fácil y rápidamente; esto no es posible con el extracto de toda la planta. Inmediatamente llamé al profesor Moser y comenzamos un animado intercambio de información. Cualquiera que vea la película *El negocio de la malaria,* un documental de France 24, entiende a la perfección, según Moser, «por qué la *Artemisia annua* no es promovida por la OMS y recientemente ha sido prohibida como nuevo alimento por la UE». En su libro *Healthy as a Healthy Stuff,* describe vívidamente el cuidado de la salud responsable por uno mismo como la preocupación más importante de la medicina futura.

Según el profesor Moser, la COVID-19 puede provocar enfermedades muy graves en determinadas personas. Sin embargo, no es principalmente el virus el que causa el daño, sino el sistema inmunitario debilitado y que reacciona de forma exagerada. Por lo tanto, no tenemos que o no debemos esperar una vacuna, pero podemos fortalecer nuestro sistema inmunitario con diversas medidas y, luego, recurrir a plantas energéticas como la artemisia y la moringa para inhibir el virus. Gracias a un cóctel de estas dos plantas, la tasa de mortalidad de los pacientes de COVID-19 en Madagascar ronda sólo el 20 % en comparación con Europa. ¿Por qué se silencian o ridiculizan estas iniciativas? Porque Big Pharma no puede ganar dinero con plantas enteras.

Y los principales medios de comunicación rezan por la «salvación» de una vacuna sin pensar causalmente ni de manera holística. El bien documentado artículo del profesor Moser fue rechazado por todos los medios con los que contactó, a excepción de *Brennstoff.* La Fundación Bill y Melinda Gates acaba de echar una mano a la revista *Der Spiegel* con 2,7 millones de euros. ¿Qué más podemos esperar del periodismo objetivo y crítico?

Diabetes mellitus

Hay numerosos casos en la literatura de Anamed que ya no son insulinodependientes gracias a la infusión de artemisia o al polvo de hoja (más sobre diabetes, págs. 74 y ss.).

Diarrea

Con diarrea, se debería beber infusiones de artemisia. Probablemente, los ingredientes desinfectan los intestinos, y en cualquier caso, fortalecen el sistema inmunitario. Los melitósidos, poco comunes, contenidos en artemisia funcionaron de manera convincente en un experimento contra patógenos que causan diarrea, como la *Giardia lamblia* (véase Aftab, pág. 262).

Enfermedad de Alzheimer/demencia

La *Artemisia annua* protege el cerebro. En experimentos con animales, un extracto de artemisia redujo la formación de placas de las células nerviosas y los procesos inflamatorios de las neuronas (véase Aftab, págs. 87 y 88). Los investigadores hablan de una «valiosa opción de intervención en la enfermedad de Alzheimer».

Enfermedad de Lyme

Conozco a varios pacientes con la enfermedad de Lyme que gracias a la *Artemisia annua,* a menudo en combinación con el factor de crecimiento FGF-2 del huevo de gallina,[25] la cardencha y la uña de gato, ya no han tenido más recaídas y

---

25. *Cf.* Simonsohn, B.: «Das Ei des Kolumbus. Verjüngung und heitere Gelassenheit durch die Kraft des Hühnereis», BoD 2017.

están completamente libres de síntomas (más sobre la enfermedad de Lyme en las págs. 77 y ss.).

Enfermedad de Parkinson

Un hombre en Alemania había estado sufriendo de la enfermedad de Parkinson, también conocida como «enfermedad de los temblores», durante cinco años. Durante seis meses bebió infusiones de artemisia diariamente. No sólo sus síntomas son ahora mucho más leves, sino que su bienestar también ha aumentado mucho.

Epilepsia

En el Hospital Adi de la República del Congo, 40 pacientes con epilepsia fueron tratados con éxito con artemisia. Después de haber bebido durante cuatro semanas un litro de té al día, las convulsiones epilépticas se detuvieron por completo. No obstante, hay pacientes con epilepsia fuera de este grupo en los que la terapia con artemisia no funcionó.

Gusanos

Los gusanos, como el gusarapo chico, se encuentran entre los parásitos que pueden debilitar los órganos y enfermarlos debido a sus toxinas metabólicas; Hulda Clark incluso vincula el cáncer con la infestación de gusanos. Para el control y tratamiento de la infestación de gusanos, la *Artemisia annua* es de gran ayuda y puede utilizarse también de forma preventiva. Otro remedio natural que mata a los gusanos son las semillas de papaya, la pulpa de la papaya verde y las hojas de papaya. Las proteasas de división de proteínas de la papaya simplemente disuelven los gusanos.

En la literatura están reportados varios estudios de caso en los que la pomada de artemisia hizo desaparecer los síntomas y la cirugía ya no fue necesaria.

El ungüento de artemisia ayuda en la cicatrización de heridas. Desinfecta y promueve la autocuración.

La pomada de artemisia, una cura milagrosa

La *Artemisia annua* ayuda no sólo internamente, sino que también se aplica a la piel como ungüento. El médico suizo Heinz Lüscher ha tenido muy buenas experiencias con ella en su «Consulta para la medicina de sustancias vitales» y ha compilado una lista de posibles áreas de aplicación:

* Acné vulgar, piel impura (granos)
* Eccemas
* Infecciones de la piel
* Hongos en la piel
* Hemorroides
* Herpes simple (herpes labial)
* Picazón por picaduras de insectos
* Hongos en las uñas
* Heridas abiertas
* Psoriasis
* Verrugas

✳ Rosácea en la cara (cuperosis, enfermedad inflamatoria de la piel debida a ácaros del folículo piloso y bacterias del género *Staphylococcus aureus*)

Muchos estudios demuestran que la *Artemisia annua* es eficaz como antiviral, antibacteriana y fungicida. Por lo tanto, es obvio que la pomada de artemisia muestra un efecto positivo en el caso de enfermedades de la piel. Para los problemas de la piel, a menudo se recetan ungüentos que contienen cortisona y antibióticos, que pueden tener efectos secundarios agudos. La cortisona puede causar cuellos de toro, piel delgada y aumento de peso. Los antibióticos pueden ser subdosificados, lo que promueve la resistencia a los antibióticos y, en general, daña el microbioma en el intestino. Con la rosácea, los insecticidas como la ivermectina se prescriben erróneamente como ungüento.

La psoriasis afecta a unos 2 millones de personas sólo en Alemania. Los medicamentos como el metotrexato se toman por vía oral y suprimen no sólo los síntomas de la inflamación, sino también el sistema inmunitario; además, afectan a los riñones y el hígado. Asimismo, la ciclosporina, que también se prescribe para la psoriasis, tiene un efecto inmunosupresor y daña los riñones, aumenta la presión arterial y el riesgo de cáncer. Por este motivo, no es adecuada para la terapia a largo plazo. Además del ungüento de artemisia, una crema ayurvédica llamada Sorion Cream, y que tiene como ingredientes cúrcuma, nim, rubia roja y sweet indrajao, también ayuda con la psoriasis. Esta crema está aprobada en Alemania como un producto cosmético. Puedes preparar la pomada de artemisia fácilmente tú mismo (págs. 107 y s.) o encargarla ya preparada («Direcciones de interés» para los productos de artemisia, pág. 125). En Suiza, la pomada de artemisia se comercializa como Heile-WeltSalbe.

Anamed recomienda tres potencias diferentes de pomadas para los diversos problemas de la piel como dermatitis del pañal, úlceras de decúbito en personas postradas en cama, heridas, pie de atleta, neurodermatitis, acné y hemorroides. He tenido muy buenas experiencias con el ungüento de artemisia en picaduras de insectos. El enrojecimiento, la hinchazón y la picazón desaparecieron de inmediato.

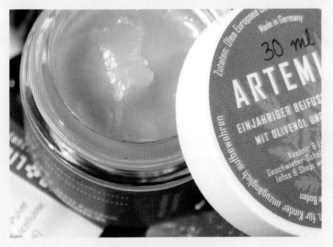

Pomada de artemisia con aceite de oliva de alta calidad

En experimentos con ratas y ratones, el extracto de *Artemisia annua* mostró un efecto antihipertensivo.[26]

Hongos

La artemisia frena el crecimiento de *Candida albicans* y otros hongos patógenos. Interna y externamente, como pomada de artemisia, la artemisa anual actúa como un agente antifúngico, como han demostrado diversos estudios. El ungüento ayuda externamente en caso de hongos de la piel o del pie de atleta; se recomienda la ingesta de polvo, té y cápsulas, por ejemplo, en la infestación de hongos por cándida del intestino y los órganos internos. A los hongos les encanta un ambiente ácido con un pH por debajo de 5, aproximadamente. La mayoría de las personas están sobreacidificadas debido a su dieta, estilo de vida y estrés. La *Artemisia annua* es, junto a la *Moringa oleifera,* una de las mejores plantas de formación de bases. Esto elimina el caldo de cultivo de los hongos.

Infecciones bacterianas

Numerosos estudios demuestran que la *Artemisia annua* tiene un efecto antibacteriano. Es eficaz sea contra las bacterias grampositivas y las gramnegativas.

El ungüento de artemisia también tiene un efecto antibacteriano.

---

26. *Cf.* Aftab, T.; Ferreira, J. F. S.; Masroor, M.; Khan, A.; Naeem, M. (eds.): *Artemisia annua–Pharmacology and Biotechnology.* Ed. Springer Verlag, Heidelberg 2014, pág. 15.

Una mujer de 37 años sufría a menudo de cistitis debido a un catéter vesical retirado incorrectamente. Después de que la mujer comenzara a tomar arándanos e infusiones de artemisia, el problema desapareció.

Otra mujer también tuvo repetidamente cuadros de cistitis que trataba con antibióticos. Cuando se dio cuenta de que este tratamiento ya no funcionaba, cambió a la infusión de artemisia. Al tercer día de empezar el tratamiento de la infusión, se curó, las infecciones ya no volvieron a aparecer.

INFORMACIÓN

UN INFORME DE EXPERIENCIA

El Sr. Papendorf está tan entusiasmado con la *Artemisia annua* que ha lanzado el blog no comercial «Naturalmente saludable» y está, además, activo en Facebook para la *Artemisia annua*, y proporciona a los interesados información inicial. También aconseja a las personas que sufren de cáncer sobre la ingesta correcta de *Artemisia annua*.

«Tuve que preparar un gran proyecto gráfico y, por lo tanto, trabajé muchas horas delante del ordenador. Sin embargo, me vi enormemente obstaculizado por enfermedades infecciosas casi ininterrumpidas: gripe, bronquitis, sinusitis sinusal y frontal, resfriados permanentes, a menudo acompañados de fiebre, durante seis a ocho meses al año. Me agobiaba mucho y el trabajo se me hizo difícil. Cuando escuché hablar sobre la *Artemi-*

sia annua, compré la hierba seca inmediatamente, molí las hojas en polvo y las puse en cápsulas con un dispositivo profesional. Tomé al menos de diez a doce cápsulas de 0,5 g por día con agua. Después de tres días, casi todos los síntomas habían desaparecido, ya no tenía fiebre, después de una semana estaba completamente libre de síntomas y me sentía muy saludable, ¡como un recién nacido! Desde entonces, tomo las cápsulas inmediatamente cuando aparecen los más mínimos síntomas de resfriado. Ahora, los síntomas desaparecen en cuestión de horas o durante la noche. Desde entonces, sólo conozco las olas de gripe por la prensa, ¡los resfriados ahora me son desconocidos! No uso *Artemisia annua* como profilaxis, sino sólo en caso de unos primeros síntomas mínimos de resfriado».

Inflamación ocular

En Etiopía, una paciente con una infección ocular se bañó los ojos dos veces al día con una infusión de artemisia en frío, que colaba a través de un paño de algodón o un filtro de café. Además, la paciente bebió infusiones de artemisia. La terapia fue exitosa y la inflamación disminuyó.

Inflamaciones

Numerosos ingredientes de la *Artemisia annua* tienen un efecto antiinflamatorio. Incluso en enfermedades intestinales crónicas como la enfermedad de Crohn o la colitis ulcerosa, se han logrado resultados muy positivos con la *Artemisia annua*.

La *Artemisia annua* no sólo es el remedio estándar para la malaria tropical, sino que también puede prevenir esta enfermedad.

Anamed realizó un estudio en Uganda. Los trabajadores agrícolas que bebían medio litro de infusión de artemisia a la semana no contrajeron malaria, pero en el grupo de comparación se enfermó en la proporción promedio de miembros del típicos de la zona. (Más información sobre el control de la malaria en las págs. 46 y ss.).

Problemas de la piel

En Suiza, se están teniendo muy buenos resultados aplicando la pomada de artemisia en úlceras de decúbito de personas postradas en cama o personas en sillas de ruedas. Las heridas sanan rápidamente. Un hombre de 67 años había estado sufriendo de psoriasis durante 29 años, especialmente la parte inferior de las piernas. Hasta el verano de 2008, utilizó ungüentos que contenían cortisona, y desde entonces exclusivamente pomada de artemisia, con el mismo resultado positivo. Otro paciente también sufrió de psoriasis durante años. Todos los tratamientos convencionales y alternativos no funcionaron. Sólo con el ungüento de artemisia la picazón se detuvo por completo, aunque las zonas afectadas aún son visibles.

Las infecciones de la piel y las verrugas en la cara también se pueden tratar con pomada de artemisia.

Las personas con verrugas también informan que ponen hojas verdes frescas en las verrugas dos veces al día y las cubren con esparadrapo. Las verrugas desaparecen por completo después de sólo 24-48 horas.

Muchos hombres mayores en Benín sufren de eccema en el interior de las manos. Lo único que les ayuda es el ungüento de artemisia *(cf.* Dr. med. Heinz Lüscher, Praxis für Vitalstoffmedizin).

Problemas estomacales

Una mujer trató con éxito su artritis con artemisia y no tuvo más dolores. Convenció a su nieto de once años para que probara la infusión de artemisia para su dolor de estómago e incontinencia (debilidad de la vejiga). Después de sólo dos días, los problemas habían mejorado y la curación progresó.

Purificación de agua

Similar a las semillas de la moringa, la infusión de artemisia aparentemente también puede purificar el agua. El doctor Pierre Lutgen observó un «efecto asesino» sobre *Escherichia*

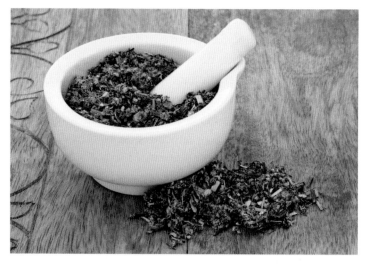

Hojas de artemisia en forma seca

coli y otras bacterias fecales que habían contaminado el agua. El efecto fue más fuerte que cuando se hierva el agua. Teniendo en cuenta que en los países subdesarrollados alrededor de 5 millones de niños mueren cada año a causa del agua potable sucia, este efecto es muy notable. Los estudios fueron confirmados en Universidades de Luxemburgo, Dakar, Medellín, Gante y Bangui.[27]

Sida/VIH

Esta enfermedad se considera incurable. Anamed ha enumerado en sus documentales numerosos casos de personas que quedaron libres de síntomas a través de la terapia con *Artemisia annua,* administrada en forma de infusión o polvo. En Etiopía, los empleados de Anamed tuvieron una experiencia increíble.

Dos hombres seropositivos habían desarrollado parálisis unilateral y, en consecuencia, gran dificultad para caminar. Después de que ambos hubieran bebido durante meses infusiones de artemisia en altas dosis, pudieron volver a caminar sin problemas y también usar de nuevo sus brazos.

Sistema inmune

La artemisia fortalece el sistema inmune, como se ve en miles de pacientes VIH positivos en África. La dosis mínima es una infusión hecha con una cucharadita de hojas secas. Hay que tener en cuenta que la infusión de artemisia debe remojarse durante 15 minutos. Hannelore Klabes, la «mujer ar-

27. Klabes, H.: *Ein Märchen wird wahr! Artemisia annua. Die Wieder entdeckung der Lebensenergie.* Eigenverlag, Kassel 2017, pág. 89.

temisia», me dijo que gracias a la infusión y el polvo de artemisia, así como al polvo de moringa, no ha tenido la gripe en los últimos años y sólo muy rara vez ha tenido un resfriado grave.

Tratamiento para animales

La artemisia también se utiliza con éxito en animales. Los agricultores en África usan infusiones de artemisia cuando sus vacas tienen diarrea. El éxito los anima a cultivarla. Una clínica en el norte de Alemania utiliza con éxito la artemisia en perros con cáncer. En Rumanía, los agricultores tratan la coccidiosis, una enfermedad diarreica, en conejos y gallinas. Algunos dejan que sus conejos roan las ramas cosechadas de artemisia. La planta también ayuda en caballos afectados por la enfermedad de Lyme. La artemisia de cosecha propia es una buena alternativa por razones de costo.

Tubo digestivo

La *Artemisia annua,* elaborada como infusión, ayuda contra la flatulencia y los problemas digestivos como los calambres gastrointestinales. Muchos pacientes con inflamación crónica como la colitis o la enfermedad de Crohn informan sobre el efecto antiinflamatorio de la infusión de artemisia. En Inglaterra, un paciente tenía sangre en las heces debido a su inflamación del colon. Cuando tomó una tintura de artemisia, sus intestinos se calmaron, la digestión se normalizó y no había más sangre en las heces.

Diabetes, enfermedad de Lyme y cáncer

En estas tres enfermedades, la artemisia muestra un éxito asombroso.

En el comunicado de prensa del Centro de Investigación de Medicina Molecular CeMM de la Academia Austríaca de Ciencias, a principios de diciembre de 2016, causó una gran respuesta de los medios. Se publicaron artículos como «Breakthrough in diabetes research: Pancreatic cells produce insulin instead of glucagon upon artemisinin treatment».

Lo sensacional era que la artemisinina de la *Artemisia annua* convierte las células alfa del páncreas en células beta productoras de insulina. Éstas son las células que se dañan en la diabetes tipo I, la diabetes congénita. Los resultados del estudio fueron publicados en la prestigiosa revista *Cell.* Millones de personas en todo el mundo sufren de diabetes tipo 1, y un medicamento para esta enfermedad anteriormente considerada incurable está ahora en el horizonte por primera vez.

Hasta ahora, no se había encontrado ningún ingrediente activo que convirtiera las células alfa de nuevo en las células beta productoras de insulina. Este ingrediente activo ahora parece haber sido descubierto por el doctor Stefan Kubicek y su equipo en forma de artemisinina. La artemisinina altera el programa genético de las células alfa. Asegura que se desactive una especie de interruptor, lo que evita que las células alfa se conviertan nuevamente en células beta. La artemisinina se une a una proteína que activa los receptores GABA, lo que permite a la célula volver a producir insulina. Grupos de investigación en Viena, Innsbruck y Francia administraron artemisinina a peces, ratas y ratones diabéticos. El número de células beta en el páncreas aumentó significativamente y los niveles de azúcar en la sangre se normalizaron. Los socios de unión de la artemisinina a nivel molecular en los animales de laboratorio antes mencionados y en los humanos son muy similares, por lo que los investigadores tienen la esperanza justificada de que el extracto de *Artemisia annua* funcione de la misma manera en humanos.

Stefan Kubicek comenta: «Estamos seguros de que las artemisininas y sus mecanismos de acción han encontrado la base para una forma de tratamiento para la diabetes tipo I».

¿Pero ayuda artemisia annua también con la diabetes tipo II?

La diabetes tipo II es la diabetes adquirida y se puede prevenir en gran medida mediante una dieta completa basada principalmente en vegetales y suficiente ejercicio.

En Alemania, 6 millones de personas ya padecen diabetes tipo II, la diabetes adquirida, además de una cifra no reportada que aumentaría probablemente hasta en 2 millones más. La diabetes es una enfermedad insidiosa. Acorta la esperanza de vida, aumenta el riesgo de accidente cerebrovascular y el ataque cardíaco, puede conducir a la ceguera, así como causar necrosis debido a la mala circulación sanguínea, que, a su vez, puede hacer incluso necesaria una amputación de un pie (pie diabético).

En su estudio «Antidiabetic Effect of Artemisia annua in alloxan-induced diabetic Rats»,[28] Eman Helal y su equipo dieron una buena visión general del estado de la investigación con respecto a la *Artemisia annua* como planta medicinal en la diabetes tipo II, además de su propia investigación. Concluyen que la *Artemisia annua* es muy eficaz para

---

28. *Cf. The Egyptian Journal of Hospital Medicine,* octubre de 2014, v. 57, págs. 422-430.

reducir los niveles elevados de azúcar en la sangre y normalizar el metabolismo de los diabéticos. El nivel de azúcar en la sangre de los animales del ensayo de laboratorio disminuyó significativamente, al igual que su peso corporal. Además, los parámetros inflamatorios disminuyeron, se observó un efecto antioxidante y mejoró la resistencia a la insulina de las células. Los derivados de la artemisia redujeron los niveles de azúcar en la sangre al estimular la secreción de insulina por las células beta, reducir la acción de las células alfa en el páncreas y aumentar la actividad de la insulina.

Los antioxidantes pueden proteger al organismo de los efectos nocivos de los niveles altos de azúcar en la sangre y mejorar el metabolismo de la glucosa. Muchos flavonoides de la *Artemisia annua* ayudan específicamente contra la diabetes tipo II, como la alfa-glucosidasa y aldosa reductasa. Estos suplementos vegetales pueden reducir los niveles de azúcar en la sangre y el cerebro. Por lo tanto, recomiendo también en este punto utilizar toda la planta como extracto, polvo o té. Recientemente se ha descubierto una hormona, la betatrofina, que es liberada por el hígado y el tejido adiposo. Esta hormona es activada por la *Artemisia annua* y hace que las células beta en el páncreas se multipliquen más rápido, crezcan y produzcan más insulina. Además, el extracto de *Artemisia annua* hace que la insulina se utilice mejor en el cuerpo. Los aceites esenciales como el eugenol y las cetonas de la artemisia son capaces de mejorar la tolerancia a la glucosa de la célula.

Lucha contra la enfermedad de Lyme

La enfermedad de Lyme es una enfermedad insidiosa e incurable, cuyos síntomas pueden ser muy diversos. Bella Hadid, ella misma afectada, describe los síntomas como sigue: «Comienza con la pérdida de memoria. A veces no puedo formar una frase. Además, a menudo estoy muy cansada».[29] Aparte de los síntomas indicados, padece trastornos de ansiedad. Desafortunadamente, la enfermedad de Lyme va en aumento, también debido al calentamiento global.

Se trata de la enfermedad infecciosa más común transmitida por garrapatas. Las garrapatas pueden sobrevivir hasta siete años sin ingesta de sangre. La picadura de garrapata es indolora y, por lo tanto, generalmente no se nota al principio, porque los animales secretan un anestésico con su saliva. Las bacterias *Borrelia* se pueden transferir al anfitrión en sólo diez minutos.

La *Borrelia* son bacterias espirales que perforan células, huesos, piel, músculos y tejido graso con su impulso espiral. Migran al corazón, hígado, riñones, globos oculares o, a través de la barrera hematoencefálica, al cerebro. Se trata de una de las bacterias más antiguas de la historia. La evidencia más temprana de una infección humana por la enfermedad de Lyme se encontró en el alpino Ötzi, el hombre de hielo que vivió hace unos 5300 años y que se exhibe actualmente en un museo en Bolzano, Tirol del Sur.

La enfermedad de Lyme consta de 27 síntomas principales, 71 neurológicos y 32 síntomas de órganos.[30] Puede haber derrames en la rodilla y otras articulaciones que, a menudo, son muy dolorosos y conducen a la discapacidad. Me encontré hace un tiempo una ex ayudante mía de jardín que

---

29. *Hamburger Abendblatt,* 18 de enero de 2017.
30. *Cf. Natur & heilen*, «Neue Hoffnung bei Borreliose», abril de 2018, pág. 18.

anteriormente tenía un montón de vitalidad y que entonces necesitaba muletas para caminar. Ahora ya no necesita las muletas, ya que está tomando un extracto de hierbas de artemisia y bebe infusiones de artemisia diariamente.

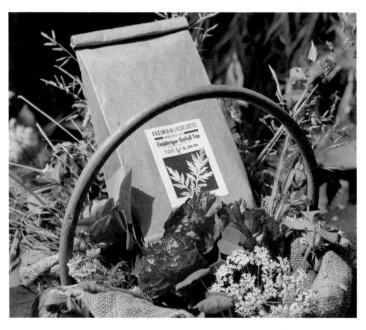

El té de artemisia es eficaz contra numerosas enfermedades

«Las enfermedades de la civilización», como la insuficiencia cardíaca y la artritis, pueden ser consecuencias a largo plazo de una picadura de garrapata, es decir, de la enfermedad de Lyme. Entre los síntomas puede aparecer enrojecimiento errante, inflamación de las articulaciones, entumecimiento en los pies y las manos, ardor en o debajo de la piel, arritmias cardíacas, dolor de espalda, agotamiento, dolores de cabeza, mareos y déficits neurológicos, así como depresión y cambios de personalidad. Los síntomas diversos y a menudo graves son causados por la inflamación crónica causada por la bacteria *Borrelia,* así como por la producción de toxinas y neurotoxinas.

Las bacterias pueden recurrir a una especie de base de datos donde han almacenado información sobre cada ser vivo que pueden infectar. La «base de datos» les dice qué tipo de envoltura de proteínas necesitan formar para sobrevivir en el huésped respectivo. Están cambiando constantemente su forma y son, tras aproximadamente una semana, difícilmente reconocibles ni por las propias defensas del cuerpo ni por exámenes médicos. Como quiste en forma esférica, pueden sobrevivir hasta tres años.

Existen personas que nunca han sido mordidas por una garrapata. Yo soy una de ellas.

También hay personas que han sido mordidas por garrapatas y son portadoras de la *Borrelia,* pero no se enferman. Aparentemente, también en este caso un sistema inmunitario en forma juega un papel importante. Esto incluye el suministro óptimo de sustancias vitales, ejercicio y un sistema de reducción del estrés como la meditación o el reiki auténtico.

En 2011, el Centro de la Enfermedad de Lyme en Augsburgo dio la voz de alarma. El doctor Arnim Schwarzbach se ocupa de los pacientes que sufren de secuelas a largo plazo de la infección. El experto en garrapatas asume una cuota de 1,2 millones de nuevas infecciones entre la población de Alemania por año. Las compañías de seguros de salud estiman que al menos 798 000 personas se infectan con la enfermedad de Lyme cada año. El Instituto Robert Koch estima «sólo» entre 40 000 y 120 000 nuevas infecciones por año en Alemania. Sin embargo, por regla general, sólo se informa de infecciones por la enfermedad de Lyme asociadas con enrojecimiento errante. Por lo tanto, se puede suponer que el número real de casos es aproximadamente tres veces más alto. La terapia antibiótica convencional no ayuda mucho en la mayoría de los casos, con una tasa de recaída de alrededor del 75 %. Las bacterias *Borrelia* suelen acumularse en lugares del cuerpo que no son, o sólo con dificultad, accesibles para los antibióticos. Cuando estas bacterias «perciben» que está llegando un antibiótico, se transforman en una forma esférica inexpugnable llamado «quiste». Si permanecen fragmentos de las bacterias en el cuerpo debido al tratamiento con antibióticos, se produce, a menudo, una reacción autoinmune. Si las *Borrelia* cruzan la barrera hematoencefálica, pueden causar la temida meningitis e inflamación de las raíces nerviosas de la médula espinal.[31]

Terapéuticamente, la artemisa anual asegura que nos protejamos mejor contra la enfermedad, nuestro sistema inmunitario se fortalezca y la carga viral se reduzca, los síntomas pueden disminuir y muchas personas puedan llevar una vida libre de síntomas. El Centro de la Enfermedad de Lyme en Augsburgo también trabaja con *Artemisia annua*. Los pacientes reciben cápsulas de la hierba en polvo. Anamed también tiene buenas experiencias con la infusión de artemisia para la enfermedad de Lyme. La dosis es de 5 g de polvo por día durante cuatro semanas, luego 1,25 g por día durante un período de cuatro a ocho semanas.

---

31. *Cf.* ibíd.

La empresa Kasimir & Liselotte, que cultiva y procesa *Artemisia annua* cerca de la ciudad alemana Potsdam, apoya a grupos de autoayuda de personas que sufren de la enfermedad de Lyme con muy buenos resultados. Anamed[32] escribe: «En la enfermedad de Lyme, la artemisia abre la célula que sirve como escondite para la bacteria *Borrelia*». La organización, que está activa en más de 70 países, recomienda tomar artemisia en combinación con moringa debido a los efectos sinérgicos.

La doctora alemana Eva Dimmendaal recomienda en su libro *Borreliose – das Selbsthilfeprogramm* (Enfermedad de Lyme, un programa de autoayuda) la *Artemisia annua,* así como el cardo.[33] Los doctores Andreas Dabsch y Sigrun Dabsch prescriben *Artemisia annua* para sus pacientes con enfermedad de Lyme en su consulta médica de medicina tradicional china (MTC) debido a su actividad antibacteriana y antifúngica. Además, recomiendan la *Artemisia annua* para todas las infecciones virales y bacterianas, así como como complemento para la terapia tumoral. Si buscas en alemán en Internet «Einjähriger Beifuß und Lapacho: Universaltherapie gegen Parasiten»[34] (Artemisa anual y lapacho: terapia universal contra parásitos), encontrarás la recomendación de beber a lo largo de un día y durante entre 7 y 14 días una infusión preparada con entre 10 y 20 g de la planta seca.

---

32. *Cf.* www. anamed-edition.com, Artemisia Annua Anamd: Anbau und Verwendung (cultivo y uso)
33. *Cf.* Dimmendaal, E.: *Borreliose–das Selbsthilfeprogramm.* GU, Múnich, 2011.
34. Véase www.symptome.ch/vbboard/borreliose/5208-einjaehriger-beifuss-lapacho-uni versaltherapie-gegen-parasiten.html

LUCHA CONTRA GARRAPATAS

Los aerosoles contra garrapatas proporcionan sin duda protección contra sus picaduras. La página alemana de comparación de calidad-precio Stiftung Warentest examinó 14 aerosoles. Los mejores y más efectivos fueron el repelente de mosquitos y garrapatas AntiBrumm y el repelente de insectos Autan–Protection Plus. La protección dura unas seis horas. Entre los aerosoles calificados como «buenos» y, además, más baratos, estaban los repelentes de supermercados alemanes S-quifree de dm y Zeckito Classic de Rossmann. La empresa Kasimir & Liselotte («Direcciones de interés» en pág. 125) ofrece un espray biológico antigarrapatas basado en los aceites esenciales de la *Artemisia annua*.

La infusión de artemisa bebida con fines terapéuticos debe dosificarse de tal manera que se ingiera un poco aproximadamente cada tres horas, porque uno de los principales ingredientes activos, la artemisinina tiene una constante de eliminación en sangre bastante alta. También el profesor no numerario, médico y capacitado para acceder a una cátedra Dieter Hassler recomienda artemisa anual en la terapia de la enfermedad de Lyme además de la terapia de fotones. Según sus propias declaraciones en Internet, pudo liberar de las molestias más del 90 % de sus pacientes.

Gerd Scheer, de Jüterbog, un conocido, me envió un informe de experiencia: «En el verano de 2017, tuve la segunda picadura de garrapata infectada. El objetivo debe ser detener y disolver el círculo rojo que se agranda lo más rápido posible. Logré hacerlo más rápido en 2017 que en 2016. Para ello utilicé la siguiente combinación: FGF-2 en altas dosis, tintura de cardo, artemisia y uña de gato, aplicaciones de Zapper según Hulda Clark, baños calientes y ciclos de sauna».

La enfermedad de Lyme se considera una enfermedad sistémica que no es curable después de la cronificación. Con la edad, nuestro sistema inmunitario también envejece. Entonces los nidos inactivos de bacterias de *Borrelia* se pueden abrir camino durante años. Por este motivo, especialmente a una edad avanzada, debemos hacer todo lo posible para fortalecer nuestro sistema inmunitario para que permanezca en forma para la vida. Los animales domésticos y salvajes también pueden desarrollar la enfermedad de Lyme.

Hacer frente al cáncer

El cáncer puede considerarse un flagelo de la humanidad.

En Estados Unidos, medio millón de personas mueren de esta enfermedad cada año. En Alemania, el cáncer es la causa más común de muerte después de las enfermedades cardiovasculares. Es previsible que esta enfermedad ocupe el primer lugar en breve. Hace unos años, Henry Lai y Narendra Singh de la Universidad de Washington, EE. UU., descubrieron la artemisinina derivada de artemisia como un remedio para la lucha contra el cáncer. El mecanismo por el cual la artemisinina, así como toda la planta, funciona contra las células cancerosas es similar al que realiza de manera eficaz contra el patógeno de la malaria plasmodia. Como ya se ha descrito, hay una mayor concentración de hierro en los patógenos de la malaria.

Cuando la artemisinina entra en contacto con el hierro, desencadena una reacción química que crea radicales libres. El peróxido en la artemisinina es «roto» por el hierro, convirtiéndose en dos radicales libres agresivos. Esto conduce a una liberación masiva de radicales de oxígeno dentro de la célula, que por eso se destruye. Las membranas celulares de los parásitos, no de las células del cuerpo, son atacadas y se destruyen, de esta manera, los patógenos de la malaria. Un efecto similar tiene la artemisinina también sobre las células cancerosas. Las células cancerosas necesitan hierro para reproducir su ADN durante la división celular. Por este motivo, las células cancerosas tienen receptores de transferrina en su superficie, para absorber más hierro. La transferrina es una proteína que se une al hierro. Los receptores se unen a las partículas de hierro y las dirigen hacia el interior de la célula. La célula cancerosa se llena de la mayor cantidad de hierro posible. Al igual que los plasmodios, las células cancerosas contienen de 10 a 1000 veces más iones de hierro que las células normales. Si el paciente con cáncer recibe artemisinina, se desencadena una reacción similar a la de la enfermedad de la malaria. En la célula cancerosa, hay una formación y liberación masiva de radicales de oxígeno, de modo que la célula cancerosa se destruye. Las células sanas del cuerpo no son atacadas. Además, se forman moléculas que se combinan con proteínas y descomponen tumores desde el interior como los llamados «aductos de proteína».

Estos resultados se confirmaron en las células de cáncer de mama.[35] Cuando se administró artemisinina, el 75 % se des-

---

35. *Cf.* www.drlam.com/pictures/pdf/Efferth.pdf

truyó después de ocho horas y casi todas las células cancerosas después de dieciséis horas. Las células de leucemia fueron completamente eliminadas ya después de ocho horas. *In vitro,* es decir, en el laboratorio, la artemisinina fue más efectiva contra las líneas celulares de leucemia, cáncer de colon, melanoma (cáncer de piel), cáncer de mama, ovario, próstata, riñón y tumores cerebrales. Puedes buscar por «Cáncer artemisinina» o cualquier tipo de cáncer como «Cáncer de pulmón artemisinina» en Google y encontrar información.

La artemisinina no sólo es efectiva como cura del cáncer, sino que también actúa selectivamente, es decir, no ataca a las células sanas, a diferencia de la radioterapia y la quimioterapia. La artemisinina es tóxica exclusivamente para las células cancerosas, mientras que es completamente inofensiva para las células sanas. Incluso las células cancerosas resistentes a los citostáticos han sido eliminadas. Por lo tanto, la terapia con artemisinina también puede tener éxito con-

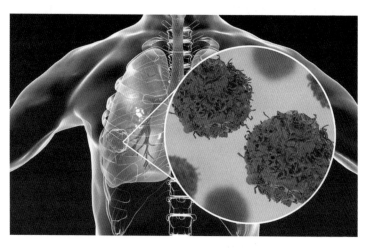

La artemisinina tiene un efecto destructivo sobre las células tumorales

tra los cánceres en los que las terapias convencionales contra el cáncer no funcionan. TODOS los cánceres son sensibles a la artemisinina, aunque es más eficaz en las células cancerosas de rápido crecimiento que tienen una concentración particularmente alta de hierro. Si los pacientes con cáncer reciben suplementos de hierro como ferrosanol en paralelo con la administración de artemisinina, el contenido de hierro de la célula cancerosa puede aumentar y, a su vez, su sensibilidad a la artemisinina.

Los cánceres de crecimiento rápido, como el cáncer de páncreas y la leucemia, se caracterizan por una tasa de división celular particularmente alta y, por siguiente, concentración de hierro particularmente alta. Estudios recientes muestran que la artemisinina tiene una influencia beneficiosa en la neoangiogénesis, la formación de nuevos vasos sanguíneos de la célula cancerosa. De esta manera, la artemisinina puede dificultar o detener la formación de metástasis de la célula cancerosa. Henry Lai descubrió que la artemisinina es aproximadamente 100 veces más efectiva para matar las células cancerosas en cultivos celulares que los citostáticos, es decir, agentes anticancerígenos conocidos. Como parte de una terapia complementaria contra el cáncer, los pacientes recibieron primero preparaciones de hierro para aumentar la concentración de hierro en las células cancerosas. Después, se les dio artemisinina durante seis semanas con muy buenos resultados.

Al igual que la artemisinina, el artesunato es un componente de la planta artemisia. Este componente también despliega su efecto asesino de las células cancerosas a través de la reacción química con el hierro. Este proceso igualmente produce radicales libres de oxígeno. Científicos del centro

BioQuantZentrum de la Universidad de Heidelberg y del Instituto Alemán de Investigación del Cáncer DKFZ investigaron el efecto del artesunato en las células cancerosas. Con este tratamiento, las células cancerosas mostraron fragmentación o destrucción de las mitocondrias, que son las centrales de energía de las células. Los investigadores hablaron de «muerte celular programada de las células cancerosas inducida por el artesunato» y publicaron los resultados de su investigación en la revista científica *Journal of Biological Chemistry*.[36]

El doctor Nathan Brady y su grupo de investigación, llamado Systems Biology of Cell Death Mechanisms (Biología de Sistemas de Mecanismos de Muerte Celular), investigaron la muerte celular inducida por el uso de artenunato en células de cáncer de mama.

Encontraron que aumentar el contenido de hierro en los lisosomas de las células cancerosas estimula el efecto del artesunato y, por lo tanto, las hace más vulnerables.

Los lisosomas son orgánulos celulares rodeados por una membrana.

La eficacia de los componentes de artemisia como la artemisinina y el artesunato es aparentemente diversa cuando se trata de células cancerosas. Anne Hamacher-Brady, investigadora asociada en el grupo de investigación Integrative Bioinformatics and Systems Biology (Bioinformática Integrativa y Biología de Sistemas), dirigido por el profesor Roland Eils, descubrió que el artesunato causa la conversión de mitocondrias en orgánulos involucrados en la muerte celu-

---

36. *Journal of Biological Chemistry*, www.jbc.org

lar al liberar las llamadas moléculas proapoptópicas, lo que conduce a la muerte celular de la célula cancerosa.

Los investigadores también demostraron que el artesunato bloquea en la célula cancerosa los mecanismos que son necesarios para su supervivencia y propagación, como el reciclaje de componentes celulares con una ingesta limitada de nutrientes. Los científicos de Heidelberg demostraron asimismo con su investigación que el artesunato sólo causa la muerte celular de las células de cáncer de mama, pero no ataca a las células epiteliales mamarias sanas.[37]

En el Reino Unido, se realizó un estudio piloto que encontró que el artesunato ayuda a combatir el cáncer de colon. Se publicó en la revista *EBioMedicine*.

Científicos de la Universidad St. George de Londres dieron a los pacientes artesunato o un placebo durante dos semanas antes de su cirugía de cáncer de colon. La tasa de recaída, 42 meses después del procedimiento, fue del 50 % en el grupo placebo, en el grupo que recibió artesunato sólo el 10 %. La tasa de supervivencia después de más de dos años fue de sólo el 57 % en los pacientes que recibieron con placebo y el 91 % en los que recibieron el tratamiento con artesunato. El tratamiento con este derivado de la artemisinina de la planta artemisia conllevó una reducción significativa en la proliferación de células tumorales.

Ya en 1995, los investigadores encontraron que la combinación de dihidroartemisinina, otro derivado de la artemisinina, con sulfato de hierro ralentiza el crecimiento de

---

37. Información actual del BioQuant-Zentrum disponible en www.ibios.dkfz.de/tbi, palabra clave «Artesunate».

los tumores.[38] Singh y Lai demostraron en 2001 que este
componente de la planta artemisia es particularmente efectivo contra las células de cáncer de mama. La artemisinina y
sus derivados detienen el crecimiento de las células cancerosas, interrumpen el ciclo de crecimiento de la célula cancerosa y la hacen nuevamente visible para las propias defensas
del cuerpo como una célula cancerosa. Según los hallazgos de Gary L. Firestone y Shyam N. Sundar, la artemisinina es también adecuada como prevención para una protección efectiva contra el cáncer.

¿Es toda la planta efectiva?

Se ha demostrado científicamente un efecto inhibidor del
crecimiento de la artemisinina y sus derivados en varias células tumorales.

¿Tal vez ayuda toda la planta? El profesor James A. Duke
nombra diecinueve ingredientes en las hojas de artemisia

---

38. Moore, J. C. *et al.*: «Oral administration of dihydro artemisinin and ferrous sulfate
retarded implanted fibrosarcoma growth in the rat», *Cancer Lett* 98, págs. 83-87.

que tienen un efecto anticancerígeno. Cinco sustancias bioactivas son eficaces contra el cáncer de mama, cuatro contra el cáncer de piel y tres contra el cáncer de colon. Las sustancias con efectos anticancerígenos en la *Artemisia annua* incluyen α-amirina, α-humuleno, apigenina, artemisinina, cumarina, geraniol, isoquercetina, limoneno, luteolina, ácido oleanol, ramnetina, escopoletina y tetrametil éter. La mayoría de ellos son polifenoles. Muchos componentes de la artemisia estimulan el sistema inmunitario. Un sistema inmune fuerte es el requisito previo para que el cuerpo intervenga con éxito en el cáncer y derrote a las células malignas.

Algunos autores, como por ejemplo L. Willcox *(Traditional Medicinal Plants and Malaria),* han llegado a la conclusión que la concentración de artemisinina en extractos de plantas de *Artemisia annua* es tres veces más efectiva que la artemisinina sola.

Una receta para pacientes con cáncer

La organización no gubernamental Anamed ha publicado una guía, Artemisia annua *Anamed* (A3) que señala que, de acuerdo con las recomendaciones de la TCM, los pacientes con cáncer deben tomar durante la fase aguda de la enfermedad de 5 a 10 g de polvo de hoja de artemisia por día durante una semana o un mes, dependiendo de la gravedad de la enfermedad, y 1,25 g de polvo de hoja durante unas semanas o incluso unos años en la fase crónica. Una cucharadita colmada de polvo de hoja equivale a 3 g.

Anamed recomienda que los pacientes con cáncer se sometan a un examen de sangre o, mejor dicho, de tumor. Luego se toman 10 g de polvo de hoja mezclado en yogur o agua mineral durante seis semanas, enriquecido con 5 o 10 g de polvo de hoja de moringa. La moringa es una cornucopia de nutrientes saludables e inhibe la descomposición enzimática de los medicamentos. Como resultado, los ingredientes de la artemisia permanecen en el torrente sanguíneo por más tiempo.[39] Luego se realiza una prueba de laboratorio nuevamente.

Ya hay médicos en Alemania que trabajan con Anamed, como en la Clínica Emil Schlegel en Rottenburg. El farmacéutico Hans-Martin Hirt de Anamed habla de otras 225 sustancias en la *Artemisia annua* que pueden influir favorablemente en el proceso tumoral en el organismo humano.

Como dosis mínima, Hirt recomienda que los pacientes con cáncer tomen 5 g de polvo de moringa y 2,5 g de polvo de artemisia por la mañana con el desayuno y la misma dosis de nuevo por la noche. En casos agudos, la dosis de artemisia se puede aumentar a 5 en lugar de 2,5 g de polvo, el equivalente a dos cucharaditas colmadas, mezcladas en yogur, dos veces al día. Si prefieres artemisia o moringa como infusión, prepárala con hojas secas, y déjalas reposar durante 15 minutos.

La farmacia Apotheke am Markt en Ellwangen, Alemania («Direcciones de interés», pág. 125), distribuye una cura para el cáncer basada en un extracto de hojas secas de artemisia. Un litro de extracto contiene los mismos principios activos que dos kilos de hojas de artemisia.

---

39. *Cf.* Simonsohn, B.: *Moringa–der essbare Wunderbaum.* Jim Humble Verlag, Roermund, 2017.

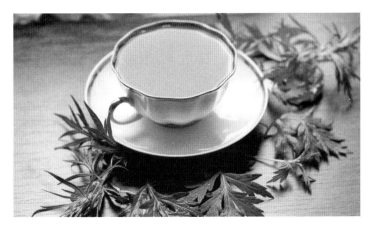

La infusión de artemisia tiene un sabor ligeramente amargo

El tratamiento consiste en llevar los niveles de hierro al límite superior de los valores normales mediante infusiones de Ferrlecit. Luego, los pacientes toman 25 ml de extracto completo diariamente durante seis semanas. Esta dosis se diluye con un litro de agua y se bebe durante todo el día en cuatro o seis porciones.

Estudios de caso y resultados de ensayos clínicos
Un hombre de 72 años, con un tumor esofágico maligno recibió inyecciones de artesunato, así como pastillas de artesunato durante nueve meses. Durante este período, el tumor se redujo en un 70 %[40] y, por consiguiente, la calidad de vida del hombre mejoró considerablemente.

40. Véase Aftab, T.; Ferreira, J. F. S.; Masroor, M.; Khan, A.; Naeem, M. (eds.): *Artemisia annua–Pharmacology and Biotechnology.* Ed. Springer Verlag, Heidelberg, 2014, pág. 212.

Además, el artesunato prolongó la vida de dos pacientes que sufrían de melanoma coroideo. En estos dos casos, la quimioterapia clásica no pudo ayudarlos. Sin embargo, el tratamiento con artesunato redujo significativamente las metástasis en ambos pacientes y estabilizó su salud.[41] Ambos sobrevivieron a su cáncer en estadio IV. Las pastillas que contenían arteméter, otro derivado de la artemisinina de la planta artemisia, ayudaron a un hombre de 75 años en sólo doce meses que sufría de un tumor canceroso de la glándula pituitaria. El tumor se volvió blando y los síntomas remitieron.

Un estudio clínico con 120 pacientes con cáncer de pulmón avanzado mostró una desaceleración en la extensión de cáncer al administrar artesunato en combinación con quimioterapia. La tasa de supervivencia aumentó significativamente.[42] Diez pacientes padecían cáncer de cuello uterino avanzado. La administración de artenimol, otro derivado de la artemisinina, condujo a una mejora significativa en sus síntomas y la remisión del cáncer. La disminución ocurrió en un promedio de sólo siete días.[43] En Alemania, una terapia combinada con artesunato tuvo éxito en el tratamiento del cáncer de mama, y en el Reino Unido en el de colon.[44]

La artemisinina, como explica Aftab, entre otros, en su trabajo estándar sobre la *Artemisia annua,* es «altamente selectiva cuando se trata de matar células cancerosas y tiene

41. Véase ibíd.
42. *Cf.* ibíd.
43. *Cf.* ibíd.
44. Véase ibíd.

un amplio espectro de acción, por lo que es eficaz contra muchos tipos de cáncer».[45] El efecto anticancerígeno se debe en gran medida al hecho de que muchas vías de señalización de la célula cancerosa se interrumpen.[46] La artemisinina conduce a la apoptosis (suicidio) de la célula cancerosa, detiene la formación de metástasis, inhibe el metabolismo de la célula cancerosa e interrumpe e impide su desarrollo posterior.[47]

A un paciente que sufría de cáncer de garganta le administraron, durante nueve meses, inyecciones de artesunato y pastillas que contenían el ingrediente activo artemisia. Su tumor se redujo en un 70 % después de sólo dos meses de tratamiento y su calidad de vida aumentó considerablemente.[48] Un derivado de la artemisinina llamado insulina dihidroartem también demostró ser eficaz contra el cáncer en estudios con animales. En el caso de las ratas se pudo detener el crecimiento de los tumores y no se observaron efectos secundarios.[49]

Dieter Zeisberg, de Berlín, se enfrentó en febrero de 2017 con el diagnóstico de «cáncer de próstata agresivo con metástasis». Tiene (2018) 76 años. Desde septiembre de 2017, ha estado tomando medio litro de infusión de *Artemisia annua* y extracto de artemisia «forte» todos los días,

45. Ibíd., pág. 205.
46. *Cf.* ibíd., pág. 206.
47. Véase ibíd.
48. Singh, N. P. y Verma, K. B. (2002): «Case report of a laryngeal squamous cell carcinoma treated with arte sunate», *Arch Oncol* 10 (4), págs. 279-280, doi: 10.2298/AOOO204279S.
49. Moore, J. C. *et al.:* «Oral administration of dihydro artemisinin and ferrous sulfate retarded implanted fibrosarcoma growth in the rat», *Cancer Lett* 98, págs. 83-87.

después de una radioterapia de dos meses en julio y agosto de 2017. Se le ocurrió la idea de complementar el tratamiento médico convencional con la artemisa anual a través de un conocido que sufría de cáncer de piel y sangre y que se había estado tratando con éxito con infusiones de artemisia durante meses.

El valor del PSA de Dieter Zeisberg se desarrolló muy bien. El valor inicial en junio de 2017 fue de 0,15. Después de las irradiaciones, el valor cayó a 0,1 y, después de dos meses de tomar una tintura de artemisia en dosis altas, a 0,01. Tomaba y toma aún una cucharadita del elixir tres veces al día y bebe un litro de infusión de artemisia.

Artemisia annua, en pocas palabras

* Por redescubrir y aislar la sustancia artemisinina como cura de la malaria, la investigadora china Tu Youyou recibió el Premio Nobel de Medicina en 2015.
* La *Artemisia annua* es un adaptógeno, es decir, un remedio universal: un arma polivalente de la medicina natural.
* Es el remedio contra la malaria y salva millones de vidas cada año.
* La planta ayuda contra virus y bacterias causantes de enfermedades, mata organismos unicelulares, hongos y gusanos.
* La planta estabiliza los niveles de azúcar en la sangre y, por lo tanto, ayuda con la diabetes de tipo I y II.
* Los ingredientes sirven como profilaxis ante:
  • estrés, la demencia y el alzhéimer

- lucha contra las células cancerosas (sin atacar a células sanas) y actúa contra la formación de metástasis.

✳ La *Artemisia annua* alivia los síntomas en caso de:
- infecciones por VIH y sida
- osteoartritis (debido al boro contenido)
- la enfermedad de Lyme (reduce la carga de *Borrelia* en la enfermedad de Lyme y previene los brotes de la enfermedad).

✳ Combate la inflamación y las infecciones de todo tipo, fortalece el sistema inmunitario y protege contra los gérmenes multirresistentes.

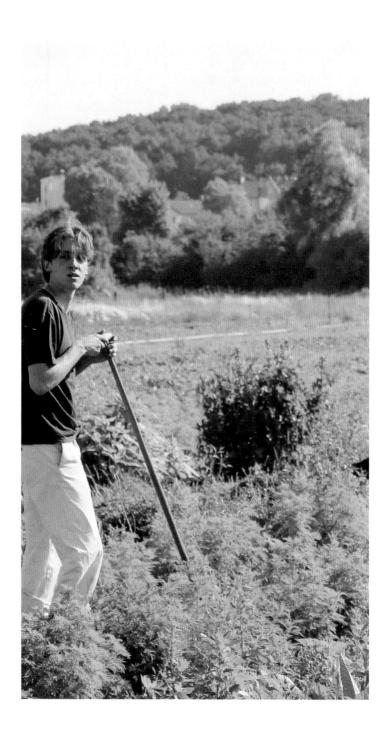

Parte práctica

En este capítulo descubrirás cómo sacar el máximo partido posible a la planta.

Primero de todo: la artemisia es amarga. Según la medicina tradicional china, la nota de sabor «amargo» es importante para la digestión y para equilibrar el yin y el yang. El sabor amargo «yangiza» nuestra forma de vida enfatizada en el yin y nos lleva en contacto con la tierra. Muchas enfermedades, según la MTC, están relacionadas con un exceso de «yin». Actualmente, hay varios libros que destacan las ventajas de las sustancias amargas, ya que las personas tienen una tendencia a lo dulce. Sin embargo, las sustancias amargas son muy importantes para la actividad del hígado, el estómago, la bilis y los intestinos. ¡En el intestino incluso hay receptores para el sabor «amargo»! Se forman más jugos digestivos y se estimula la peristalsis en el intestino. Las sustancias amargas promueven la eliminación de desechos y contaminantes. Si la infusión es demasiado amarga para ti –de hecho, el sabor recuerda al ajenjo, otra planta de artemisa–, puedes endulzarla con jarabe de arce, azúcar de abedul, stevia en polvo o azúcar de flor de coco.

¿Como infusión o en polvo?

Básicamente, hay dos formas de usar la artemisia: como infusión o como polvo. La infusión tiene la ventaja de que más polifenoles con efectos antioxidantes tienen la oportunidad de pasar al agua caliente.

TABLA DE CONVERSIÓN

1,5 g de artemisia en polvo = 1 cucharadita rasa
(en comparación: 1,5 g de polvo de moringa =
2 cucharaditas rasas)

5 g de polvo de artemisia = 2 cucharaditas colmadas

10 g de artemisia en polvo = 4 cucharaditas colmadas

INFORMACIÓN

INFUSIÓN DE ARTEMISIA

Lo ideal es una temperatura de unos 80 °C. Esto se puede lograr llevando el agua a ebullición y, luego, agregando una pizca de agua fría. Puedes alcanzar esta temperatura aún más precisamente si te compras un pequeño termómetro de té.

La infusión se deja reposar durante al menos diez, incluso quince minutos, para que los polifenoles antioxidantes o las sustancias que acompañan a las plantas tengan la oportunidad de pasar al agua. Una o dos cucharaditas colmadas son suficientes para un litro. Puedes preparar la infusión otras dos veces con el mismo preparado. Por supuesto, también puedes usar hierba fresca de artemisia para la preparación de la infusión, 25 g de hojas frescas corresponden a unos 5 g de hojas secas.

La segunda opción es consumir artemisia como un polvo de calidad de alimento crudo.

Si mueles las hojas secas en un molinillo de café eléctrico, obtienes polvo de hoja de *Artemisa annua,* que debes almacenar en un lugar oscuro y fresco. Hay vasos especiales hechos de vidrio azul oscuro que conservan de manera óptima los valiosos ingredientes. Puedes encontrar el polvo también ya preparado.

Su sabor es amargo. Yo lo revuelvo en un tazón de yogur de fruta y soja con una cucharada de miel líquida. Otra opción es triturar un plátano y mezclarlo bien con el polvo, miel líquida y una cucharadita de aceite prensado en frío. Mi aceite favorito es el aceite de cáñamo. Es simplemente delicioso y muy saludable. Hay investigaciones que muestran que algunos de los ingredientes de la artemisia se absorben particularmente bien junto con los alimentos grasos. Quien tenga un problema de salud y desee tomar artemisia por razones terapéuticas, porque puede tener hepatitis, cáncer, la enfermedad de Lyme o una infección crónica por herpes, puede tomar su ración de polvo o una infusión de artemisia en varias porciones a lo largo del día, por ejemplo, a intervalos de seis horas.

Algunos ingredientes terapéuticamente efectivos como la artemisinina sólo tienen una vida media de aproximadamente tres o cuatro horas, lo que significa que después de este tiempo, la concentración de esta sustancia se ha reducido a la mitad. He resumido la dosis especial en el caso del cáncer en el capítulo sobre esta enfermedad basándome en las recomendaciones de Anamed.

PROFILAXIS CON TINTURA DE ARTEMISIA

Una tintura de artemisia también es una buena manera de tomar la planta curativa de forma preventiva. Para hacerla, se vierte aguardiente de trigo o de vino sobre las hojas limpias hasta que todas las partes de la planta estén cubiertas y se deja la mezcla cerrada entre 3 y 6 semanas. Tras este tiempo, se cuelan las hojas, se trasvasa la tintura a una botella de vidrio oscuro y se toman de 10 a 15 gotas 2 o 3 veces al día. Por supuesto, la mezcla también se puede diluir con agua si tiene un sabor demasiado fuerte.

Aumenta la dosis gradualmente

La infusión y el polvo ayudan a combatir parásitos y bacterias, tienen un efecto preventivo o terapéutico sobre muchas enfermedades y ayudan a lograr un bienestar mental y más vitalidad. No se conocen efectos secundarios.

Sin embargo, apenas estamos acostumbrados a las sustancias amargas en esta concentración, por lo que recomiendo «comenzar poco a poco». Así que empieza primero con una taza de infusión por día de media cucharadita de hojas secas de artemisia o con un cuarto de cucharadita de polvo de hoja por día.

Si te acostumbras a esta cantidad y no tienes problemas con ella (como, por ejemplo, el vientre hinchado), puedes aumentarla hasta 2 cucharaditas de hierba de artemisia, por cada litro o litro y medio de agua, más 2 cucharaditas de polvo de artemisia por la mañana y al mediodía. Para algunas personas, la artemisia tiene un efecto despertador, en este caso debes tener cuidado con el polvo por la noche.

Muchos toman 5 g de polvo de moringa y 2,5 g de polvo de artemisia al día: una cucharadita colmada de polvo de hoja de moringa y una poco llena de polvo de hoja de artemisia. Conviene llegar a esta dosis óptima gradualmente debido a los glucósidos de aceite de mostaza (moringa) y sustancias amargas (artemisia).

PRODUCTOS DE ARTEMISIA

Existen empresas alemanas, como Kasimir & Lieselotte de Potsdam (Berlín), que producen sabrosos elixires a base de artemisia y extractos de hierbas con y sin alcohol. Para los enfermos de cáncer y enfermedad de Lyme, se recomienda la variedad a base de alcohol «fuerte». El sabor agradable motiva la ingesta regular, también para la profilaxis. La misma compañía fabrica también cápsulas veganas con polvo de hoja que pasan inadvertidas a las papilas gustativas, ya que simplemente hay que tragarlas.

Doy las gracias a Kasimir & Lieselotte por proporcionar algunas ilustraciones para este libro.

Como batido o como café

Una buena manera de darse un capricho con el polvo de moringa y el de artemisia al mismo tiempo, con un sabor neutro, son los batidos verdes. Todo lo que necesitas son ingredientes frescos, un poco de líquido y una licuadora.

Con un batido fino, podemos absorber el poder verde de las plantas de una manera específica y concentrada. Por lo general, comemos demasiado poco verde.

Este alimento líquido no debe tragarse directamente, sino que se debe dejar cada sorbo un ratito en la boca para que los carbohidratos de las frutas dulces sean predigeridos por las enzimas en la saliva en la boca.

Otra gran opción es prepararse un café de artemisia y moringa por la mañana. Para ello, utilizo una cafetera italiana, que se calienta al fuego con café y agua. Junto al polvo de café orgánico, mezclo media cucharadita de polvo de artemisia y una cucharadita de polvo de moringa. Ambas tienen efectos sinérgicos, por lo que se apoyan mutuamente en su efecto. El café tiene un sabor amargo de por sí, por lo que no importa si se agregan las sustancias amargas de artemisia. Sin embargo, se puede endulzar con xilitol, stevia o azúcar de flor de coco. Con el batido o el café de artemisia de la mañana, ya se ha creado una buena base de salud para el día.

Cómo elaborar una pomada de artemisia

Creo que la pomada de artemisia, ya sea hecha por uno mismo o comprada (también en págs. 65 y ss.), debería ser un básico en cada botiquín de casa.

A continuación, verás cómo prepararla tú mismo (receta de Anamed):

Para la versión fuerte del ungüento, mezcla 10 g de hojas de artemisia en polvo con 100 g de aceite de oliva o ricino prensado en frío. Este último se puede encontrar en la farmacia.

INFORMACIÓN

EN CASO DE EMBARAZO

La artemisia tiene muy pocos efectos secundarios, que en sí mismos son insignificantes. Sin embargo, en caso de embarazo, el uso de *Artemisia annua* se debe consultar con un médico.

Calienta esta composición bien mezclada al baño maría. Déjala hervir a fuego lento durante una hora. Luego, fíltrala a través de un paño limpio. Agrega de 10 a 15 g de cera de abeja derretida (farmacia) y vierte la mezcla en botes de pomada limpios. Estos recipientes puedes encontrarlos también en farmacias. Alternativamente, puedes utilizar botes de carretes para fotografía analógica. Este ungüento se conserva en buen estado al menos durante un año a temperatura ambiente.

La pomada de artemisia se puede producir en tres concentraciones. Para un ungüento suave, por ejemplo, para las hemorroides, 2,5 g de polvo de artemisia son suficientes; para una pomada normal, por ejemplo, para la dermatitis del pañal, las úlceras de decúbito en personas postradas en cama y heridas, 5 g; y para el ungüento con una concentración fuerte, por ejemplo, en el caso del pie de atleta, la neurodermatitis y el acné, agrega 10 g de polvo de artemisia. La pomada fuerte también se recomienda para mascotas que tienen lóbulos de las orejas sangrantes o heridas llenas de moscas.

La pomada de artemisia se aplica siempre sobre la piel húmeda. Es particularmente eficaz, por ejemplo, en el pie de atleta, las hemorroides y el eccema si la infusión de artemisia y o de una mezcla con moringa se bebe al mismo tiempo.

Recetas de artemisia

Diferentes experiencias han llevado a recetas y consejos de aplicación variados que cualquiera puede hacer por sí mismo en casa.

El Centro de La Enfermedad de Lyme en Augsburgo administra cápsulas de artemisia a pacientes con enfermedad de Lyme. Anamed tiene buenas experiencias con la infusión de artemisia, la dosis es de 5 g por día durante 4 semanas, luego 1,25 g por día durante entre 4 y 8 semanas. Anamed recomienda a los afectados por la enfermedad de Lyme que tomen artemisia en combinación con moringa (en polvo o como infusión), porque la moringa también fortalece el sistema inmunitario y estas dos plantas aparentemente tienen efectos sinérgicos, es decir, sus efectos aumentan entre sí.

Infestación por candidiasis en la boca

Para tratar este problema, se pueden masticar hojas frescas de artemisia entre comidas. Como alternativa, si las hojas frescas no están disponibles, se puede ingerir una cucharadita de polvo de artemisia con una cucharadita de miel.

Tos

Para la tos, la bronquitis y los resfriados, ayudan la ingesta de la infusión de artemisia y las inhalaciones con la infusión. Para realizar los vahos, se tiene que mantener la cabeza sobre la olla con agua hirviendo con hojas de artemisia, se pone una toalla sobre la cabeza y la olla para que los aceites esenciales permanezcan concentrados y se inhalan profundamente los vapores.

Receta de Anamed para pacientes con cáncer

El doctor Hans-Martin Hirt recomienda que los pacientes con cáncer tomen 5 g de polvo de moringa y 2,5 g de polvo de artemisia, que corresponde a una cucharadita llena, con el desayuno por la mañana y otra por la noche *(véase también* pág. 91). En casos agudos, la dosis de artemisia se duplica, lo que equivale a 5 g o dos cucharaditas colmadas dos veces al día. Aquellos que prefieren beber artemisia, hacen una infusión con la cantidad correspondiente de hojas secas, que dejan reposar durante unos 15 minutos, y lo beben durante todo el día. Alternativamente, pueden tomar un amargo de hierbas de artemisia. De éste, deben tomar 1/4 de cucharada tres veces al día, a partir de la segunda semana 1/2 cucharada dos veces al día.

Parásitos

Si se busca en Internet en alemán «Einjähriger Beifuß und Lapacho: Universaltherapie gegen Parasiten»[50] (*Artemisa annua* y lapacho: terapia universal contra parásitos), se obtiene la siguiente recomendación para el uso de la artemisia:

«Consuma de 10 a 20 g de la planta seca diariamente, durante entre 7 y 14 días durante todo el día como infusión. La infusión de artemisa debe dosificarse de tal manera que se ingiera aproximadamente cada tres horas, ya que el ingrediente activo principal artemisinina tiene una vida media bastante corta en la sangre. Después de sólo 2 días, la terapia debería mostrar efectos, no obstante, se debería realizar durante al menos 7 días para prevenir una posible resistencia por parte de los patógenos».

---

50. www.symptome.ch/vbboard/borreliose/5208-einjaehriger-beifuss-lapacho-universaltherapie-gegen-parasiten.html

NO AUTORIZADO

En noviembre de 2019, la Unión Europea (UE) clasificó a *Artemisia annua* como un «nuevo alimento» no autorizado (Reglamento de la UE 2015/2283). De acuerdo con el Reglamento de Nuevos Alimentos, los complementos alimenticios que no estaban en circulación en grandes cantidades antes de 1997, necesitan una prueba de seguridad y una aprobación. Los vendedores reaccionaron de manera diferente. La marca Natürlich lang leben retiró el producto del mercado. Otras empresas fueron más creativas: Puravita ofrece cápsulas de artemisinina para «fertilizar plantas en macetas», Kasimir & Liselotte declara los productos de artemisia como aditivos para el baño o cosméticos. Anamed y otras organizaciones están tratando actualmente de demostrar que la *Artemisia annua* cumple con los criterios para complementos alimentarios exigidos por la UE. No obstante, el proceso de aprobación como «nuevo alimento» es largo y costoso.

Artemisia, ¿una perspectiva?

«Porque el reino de Dios no es comida y bebida, sino
justicia, paz y gozo en el Espíritu Santo».
(ROMANOS 14,17)

¿Es suficiente cambiar tu dieta e incluir artemisia como alimento permanente en tu lista de alimentos? Lamentablemente, no. La nutrición saludable y rica en nutrientes es sólo uno factor, aunque quizás el más importante, necesario para una salud radiante. Otros elementos importantes son la actividad física, suficiente descanso y la relajación, el aire fresco y la exposición moderada a la luz solar. El hombre no vive sólo de pan, es decir, de lo que está en su plato o en su vaso, sino que se «alimenta» de mucho mucho más.

Importantes para nuestra salud son las relaciones personales y sociales satisfactorias y un trabajo en el que te sientas realizado y que te dé satisfacción. Recomiendo a las personas que no están satisfechas con su trabajo que transformen su pasatiempo en una profesión y se conviertan en trabajadores por cuenta propia. Se pueden encontrar muchas sugerencias para el desarrollo de la necesaria confianza en ti mismo, por ejemplo, en el libro de Deepak Chopra *Las siete leyes espirituales del éxito*.

El ejercicio regular al aire libre estimula todos los procesos metabólicos, para el suministro óptimo de oxígeno a nuestras células, para un corazón fuerte y resistente, para la reducción del estrés y también de forma profiláctica para evitar la sobrecarga, así como para la eliminación de desechos. ¿Sabías que el líquido linfático que transporta los desechos del metabolismo celular, así como los virus y bacterias dañinos a los órganos excretores, depende de las contracciones musculares, es decir, del movimiento? ¡Así que se logra la salud celular a través del ejercicio!

Media hora de caminata rápida, trote o salto en trampolín, preferiblemente al aire libre, son suficientes para estimular nuestros ganglios linfáticos y mantener el líquido linfático en marcha. Yo, personalmente, voy a correr todos los días por mal tiempo que haga durante al menos media hora, y también tengo un trampolín en casa en el que entreno regularmente para mantener mi sistema linfático activo. Comienza con un entrenamiento de resistencia, al menos tres veces a la semana durante media hora. ¡Sentirás la diferencia en alegría de vivir y energía!

Somos una sola unidad formada por cuerpo, alma y espíritu. Las células sanas necesitan un alma sana.

El doctor Hans Selye, el famoso investigador del estrés, descubrió hace décadas que el estrés, así como los pensa-

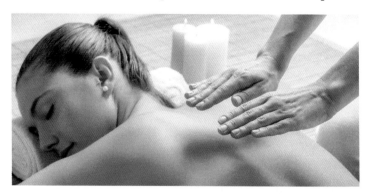

El equilibrio entre la vida laboral y personal es crucial para la salud

114

mientos y sentimientos negativos, están involucrados en el desarrollo de casi todas las enfermedades. Una excelente técnica con la que uno aprende a lidiar positivamente con situaciones estresantes en la vida es el reiki auténtico. No se trata de desterrar los factores de estrés de nuestra vida, nunca lo lograremos, sino poder reaccionar con alegría y calma también en situaciones estresantes y ver los problemas como un reto para crecer y aprender. La actitud positiva que se puede aprender a través del reiki marca la diferencia.

Sin embargo, los problemas mentales y emocionales también pueden tener su causa en un mal estado físico de salud. ¿La falta de energía o la falta de pulsión podrían ser la causa de problemas como el abuso de sustancias tóxicas, la obesidad o la depresión en lugar de sus síntomas?

En cualquier caso, la *Artemisia annua,* con todos sus nutrientes, es una excelente manera de elevar tu propio nivel de energía y obtener una actitud más positiva y optimista. Se puede, por ejemplo, romper el círculo vicioso de la depresión y un mal estado de salud. Con la ayuda de los llamados superalimentos, como la artemisia, las semillas de cáñamo, las algas afa o la moringa, podemos pasar a una espiral de bienestar cada vez mayor del cuerpo y de la mente, que se fortalece al tener una actitud mental más positiva que nos lleva cada vez más en una dirección que es buena para nosotros.

Es importante conocer las necesidades reales de uno y «nutrirse» cada vez más con lo mejor, lo que promueve la vida: ama a tu prójimo como a ti mismo. Nos alimentamos no sólo de alimentos, agua y oxígeno, sino también dando y recibiendo amor e impulsando nuestro crecimiento personal.

Cuando se le pregunta qué es el pecado, la madre Meera responde: «Sólo hay un pecado y ése es no amar lo suficiente».[51] También he encontrado muchas inspiraciones sobre la importancia de sentir y amar en el folleto de Neil Douglas-Klotz *Prayers of the Cosmos*[52], en la forma original aramea, y en *Conversaciones con Dios* de Neale Donald Walsch.[53]

Alimentación verde

Nuestra propia salud y nuestra vida plena y feliz no es sólo algo que nos concierna a nosotros, sino que nuestra satisfacción también involucra a los demás. Imagina un mundo donde todos estén radiantemente saludables, satisfechos y felices. Es posible que desees convertirte en un modelo a seguir para quienes te rodean, que a menudo ignoran el tema y, por lo tanto, están desorientados.

El verde es el color de la vida, la esperanza, la renovación y el crecimiento. Para conectarnos y nutrirnos con estas energías, es importante una proporción adecuada de alimentos verdes en nuestra dieta. Pero nuestro entorno también está lleno de energía verde de la que podemos tomar conciencia: las plantas nos dan el oxígeno que da vida y cada primavera nos recuerda el poder de la naturaleza por más largo y duro que pueda haber sido el invierno anterior. Al ingerir el color verde, nos conectamos con la naturaleza dentro de nosotros y a nuestro alrededor. Mezclar jugos ver-

51. Mutter, M.: *Antworten*. Ed. Verlag Mother Meera, Dornburg-Thalheim, 1994, pág. 170.
52. Douglas-Klotz, N.: *Prayers of the Cosmos*. HarperCollins, 1990.
53. Walsch, N. D.: *Conversaciones con Dios*. Barcelona, DeBolsillo, 2018.

des es tan fácil que nadie puede decir que no tiene tiempo para unos pocos minutos todos los días.

Nútrete con la mejor comida posible a todos los niveles. Toma las medidas necesarias en tu vida para tener más salud para el cuerpo, la mente y el alma. Si lo haces, te doy las gracias por la inspiración que eres para todos nosotros. Si tu potencial para la salud y la alegría de vivir aún no se ha agotado, ¡simplemente come más vegetales! Si este libro te inspiró a hacerlo, ha cumplido su objetivo. Que este libro también exprese una pequeña parte de la espiral ascendente de la conciencia planetaria que se prepara para un salto cuántico hacia la realización de la unidad de todas las personas de esta tierra y su unidad con lo Divino.

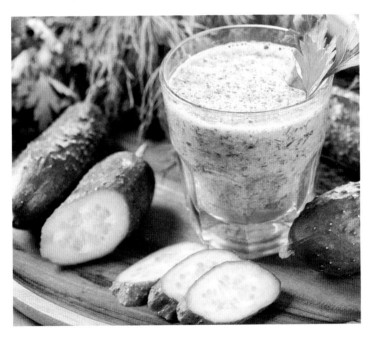

Las ventajas de los alimentos verdes son enormes

«Cualquier idea nueva pasa por tres etapas hasta ser reconocida: primero, es ridiculizada; luego, es violentamente rechazada y, al final, es aceptada como evidente por parte de todos».

(Arthur Schopenhauer, Aforismos, 1788-1860)

¿Qué es la «salud verdadera», el derecho por nacimiento de todos nosotros? Encontré una buena definición de esto en el libro de Hulda Clark, *La curación es posible:*

«La salud no es sólo la ausencia de enfermedad. La salud significa sentirse glorioso, como divertirse con bromas. La salud significa estar agradecido por la vida. Es decir, ser feliz por poder ver el cielo y el crecimiento de la naturaleza y tener confianza en el progreso de la humanidad. La salud significa recordar los momentos hermosos de la infancia y poder tener la sensación de que gran parte de ella todavía está allí». Me gustaría añadir: para mí, la salud radiante significa la mañana, ¡todas las mañanas!, despertar y abrazar al mundo entero, vivir una vida larga y saludable y, en algún momento cumplido desde la vejez, no morir a causa de una enfermedad. Sólo una de cada 115 personas logra hacerlo, es decir, menos del 1 % de la población.

La gripe española, que arrasó entre 1918 y 1970 y mató a 50 millones de personas, en su mayoría jóvenes, parece un hecho que pasó hace mucho tiempo, como un cuento de hadas de una época pasada. Pero ¿es eso cierto? La ciencia es consciente de que cuando hablamos de la recurrencia de una pandemia, no se trata de SI, sino sólo de CUÁNDO. Una pandemia es una epidemia mundial con muchas víctimas. Lo impactante de la gripe española era que en su mayoría golpeó a personas entre los 25 y 29 años, en el mejor momento de sus años. ¿Por qué? A diferencia de los ancianos, nunca habían estado en contacto con el virus H1N1, que había surgido de partes de un virus de la gripe aviar y una variante humana H1 y, por lo tanto, no habían podido desarrollar inmunidad. La mayoría murió no por el virus en sí, sino por una neumonía bacteriana. Su sistema inmunitario fue tan desafiado para lidiar con el virus extraño y, por lo tanto, tan debilitado que ya no tenía ninguna fuerza para combatir las bacterias hostiles.

El canal televisivo alemán RTL mostró recientemente el punto culminante de la serie *The Last Ship*. Fue producida por Michael Bay y fue el reinicio de la serie más exitosa en la televisión por cable de Estados Unidos en 2014. La historia tiene lugar en un futuro cercano, en el que gran parte de la humanidad había sido víctima de una enfermedad viral traicionera. Una brillante científica trabaja febrilmente en una misión secreta para elaborar una vacuna. Lo que apare-

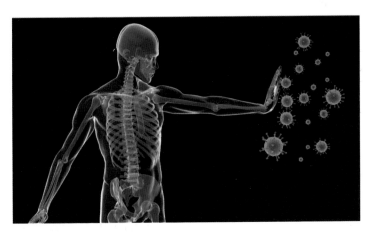

Un sistema inmunológico fuerte asegura la salud

ce como apocalipsis y utopía no es tan utópico que uno no deba preocuparse por esta posibilidad.

Quizás, como opina la «mujer artemisia» Hannelore Klabes, durante la epidemia del ébola se podría haber utilizado la moringa y la *Artemisia annua*. Después de todo, la *Artemisia annua* funciona no sólo eficazmente contra los parásitos de la malaria, sino también contra virus, bacterias y otros patógenos que pueden infectar a los humanos.

Por lo tanto, recomiendo tener moringa y *Artemisia annua* en el botiquín de casa. Por cierto, ambos también fortalecen los intestinos. Como se acaba de descubrir, una flora intestinal descarrilada promueve la formación de placas en el cerebro, es decir, la enfermedad de Alzheimer. Así que una flora intestinal saludable previene la demencia y la enfermedad de Alzheimer.

Antibióticos que acechan

Otro problema de nuestro tiempo son los llamados gérmenes multirresistentes. El 85 % de las aves de corral en Baja Sajonia, el estado con la mayor agricultura industrial, se tratan profilácticamente con antibióticos, lo que puede conducir a la resistencia en el consumidor. Al comer carne, los humanos ingieren permanentemente pequeñas dosis de varios antibióticos. Por lo tanto, el consumo de carne de la agricultura industrial puede causar el desarrollo de bacterias multirresistentes en el intestino. La asignación permisiva de antibióticos entre los humanos hace el resto. Los antibióticos matan la flora intestinal sana, por lo que hongos como la cándida pueden multiplicarse.

Los médicos se quejan de que su arsenal de antibióticos ya no funciona para muchos pacientes. Ya existen cepas multirresistentes llamadas SARM *(Staphylococcus aureus* resistente a la meticilina). El padre de mi hija debía recibir un tratamiento contra la degeneración macular húmeda, DMAE. Su oftalmólogo le aconsejó que se le administraran las inyecciones de forma ambulatoria porque existía un riesgo de infección en el hospital debido a gérmenes hospitalarios (resistentes). Como resultado, podría quedar completamente ciego. Mi madre estaba en el Hospital Universitario de Hamburgo debido a una enfermedad relativamente inofensiva. Allí, junto con una paciente mayor, se infectó con clamidia, una peligrosa cepa de bacterias. Las dos mujeres fueron puestas en cuarentena; sólo se nos permitió visitarlas con un traje protector y un protector bucal y tuvimos que desinfectarnos las manos después de cada visita.

Incluso los cánceres se asocian con la infestación de parásitos y la infección por organismos unicelulares, virus y bacterias en partes de la medicina alternativa con argumentos convincentes y evidencia. Lo bueno es que la *Artemisia annua* ayuda contra organismos unicelulares, parásitos de todo tipo, bacterias, virus y hongos. Así que esta planta es una especie de arma polivalente contra todo tipo de organismos que ponen en peligro nuestra salud.

Patógenos desconocidos

El 12 de abril de 2017, leí un artículo muy interesante e inquietante en el diario alemán *Hamburger Abendblatt* titulado «Invasoren im Anflug» (Invasores aproximándose por el aire). Los investigadores han examinado el polvo que proviene del Sahara que llega a nosotros y han encontrado muchos «invitados no deseados». En 2014, sólo Austria fue pulverizada con alrededor de 2 millones de toneladas de polvo del Sahara, por lo que los glaciares se volvieron amarillentos. Las tormentas del desierto habían arrastrado la arena fina 2500 km a Europa Central. Lo que los científicos de Austria e Italia descubrieron fue que con el polvo llegaron y nos llegan inesperadamente muchas y extrañas bacterias y hongos.

El doctor Tobias Weil, jefe de investigación y empleado de la Fundación Edmund Mach indica: «Si se establecen aquí, podrían representar un peligro». El equipo de investigación encontró «casi todos los microorganismos del Sahara» y publicó su estudio en la revista *Microbiome*.

El polvo es una oportunidad de vuelo para los huéspedes no deseados y particularmente robustos, según el *Hamburger Abendblatt*. Weil dice: «Son extremadamente resistentes al estrés y tienen paredes celulares gruesas». El resultado es un mayor riesgo para la salud de los seres humanos, los animales y las plantas, incluso en nuestras latitudes.

Las Naciones Unidas también han estudiado el fenómeno de las tormentas de arena y polvo. En el siglo pasado, el polvo del desierto en el aire ha aumentado hasta en un 50 %, según un análisis de la ONU. Este polvo puede causar o empeorar el asma y la bronquitis y tiene una gran cantidad de esporas, alérgenos, bacterias y hongos en su equipaje. Según el diario alemán *Hamburger Abendblatt,* el servicio meteorológico alemán DWD mide de 10 a 20 grandes transportes de arena desde el Sahara en suelo alemán cada año. Werner Thomas, experto de DWD comenta: «Cada vez más municipios quieren saber si el polvo de su zona es en realidad casero o viene de lejos».

¿Cómo protegerse? De nuevo uno se puede defender con artemisia y moringa así como con otros superalimentos como el cáñamo y la chía además de un programa de reducción del estrés como el reiki auténtico.

No podemos evitar que cada vez más insectos tropicales crucen los Alpes y las tormentas saharianas pongan en peligro nuestra salud con organismos nocivos. Tampoco podemos prevenir que cada vez menos antibióticos funcionen debido a la resistencia de los gérmenes. Asimismo, no podemos evitar que haya un nuevo brote de gripe aviar y que los virus de la gripe aviar se combinen con virus humanos y se conviertan en un peligro mortal. Pero lo que podemos hacer es fortalecer nuestras defensas para construir un escudo que haga frente a los invasores «enemigos» de manera fácil.

Wolfgang U. Voigts escribe en su bestseller *Die Krebslüge* (La mentira del cáncer): «En un principio, la salud es algo muy simple. Sólo tenemos que entender que tenemos una maravilla de poderes de autocuración dentro de nosotros que es gigantesca, de la cual ni siquiera sabemos al 1 % cómo funciona exactamente, así de complejo es. Lo que sí sabemos, sin embargo, es que tenemos que darle a esta maravilla todos los medios (sustancias vitales) de manera suficiente, mejor un poco más que demasiado poco, para que pueda funcionar de manera óptima. Sólo entonces podrá explotar todo su poder». No puedo añadir nada a eso. Ningún medicamento puede curar. Sólo el «milagro» de nuestro propio cuerpo puede sanar. Debido al calentamiento global y otras influencias, el tiempo también se están volviendo más incómodos en nuestra zona, lo que significa peligros de garrapatas y otros parásitos, sin mencionar hongos, bacterias y virus. Por lo tanto, no debemos debilitar y destruir nuestras defensas, sino que debemos protegerlas y apoyarlas. Construyámonos un sistema inmunitario estable para que estemos en el lado seguro incluso en «tiempos tormentosos» en un mundo de cambio.

Importante

Estudios científicos para descargar en: www.Barbara-Simonsohn.de, introduciendo la palabra clave: *Artemisia annua*.

Productos de artemisia:
Harald Lamb & André Langensiepen, página alemana www.Moringapulver.net
Kasimir & Lieselotte, página disponible en inglés www.kasimirlieselotte.com/
Tausendkraut Naturprodukte, página en alemán www.tausendkraut.com
VITAFAIR, página en alemán www.vitafair.de

Productos de moringa:
MoringaGarden, página también en castellano, www.Moringagarden.eu

Medicamentos contra el cáncer basados en la artemisia:
Apotheke am Markt, Ellwangen, página de una farmacia en Alemania: www.schwabengesundheit.de

Semillas y plantas:
Viveros de Südflora (Alemania), www.suedflora.de

NOTA
Las experiencias de Anamed citadas en este libro hacen referencia a la planta *Artemisia annua* anamed (abreviatura A-3). Se pueden encontrar los productos en la página www.teemana.com (también en castellano).

Referencias bibliográficas y recomendaciones de lectura

AFTAB, T.; FERREIRA, J. F. S.; MASROOR, M.; KHAN, A. y NAEEM, M. (Ed.): *Artemisia annua–Pharmacology and Biotechnology.* Ed. Springer Verlag, Heidelberg, 2014.

ANAMED (ed.): «Artemisia annua Anamed: Anbau und Verwendung», Estado: 2/2015 (Orden n.º 202); Descargar en www.anamed-edition.com

ANAMED (ed.): «DVD for anamed collaborators. Artemisia annua anamed A-3», mayo de 2015 (Orden n.º 434); Descargar en www.anamed-edition.com

ANAMED (ed.): «Natural Medicine in the Tropics IV, AIDS and Natural Medicine» (Orden n.º 115); descargar en www.anamed-edition.com

BAGINSKI, B. y SHARAMON, S.: *Die Schisandra Beere. Wu Wei Zi, die Frucht der 5 Elemente, Windpferd Verlag.* Aitrang, 3. Edición 2009.

BLÁHOVÁ, H.: *Das Parasiten-Handbuch 2.* Jim Humble Verlag, Roermond, 2015.

BOUTENKO, V.: *La revolución verde: el extraordinario poder revitalizante y curativo de los vegetales y smoothies verdes.* Ed. Gaia, Madrid, 2013.

CHOPRA, D.: «Las siete leyes espirituales del éxito», Edaf, Madrid, 1996.

CLARK, H. R.: *Heilung ist möglich. Eine revolutionäre Technik zur Behandlung chronischer Erkrankungen.* Ed. Droemer Verlag, Múnich, 1997.

DIMMENDAAL, E.: *Borreliose – Das Selbsthilfe-Programm.* Ed. GU Verlag, Múnich, 2011.

DOUGLAS-KLOTZ, N.: *Prayers of the Cosmos.* Ed. HarperCollins, Nueva York, 1990.

DUKE, J.: Dr. Duke's Phytochemical and Ethnobotanical Databases, www.ncbi.nlm.nih.gov/pubmed/1974 5507

LÜSCHER, H.: www.integrativemedicine.info/

MADRE M.: *Antworten.* Ed. Verlag Mother Meera, Dornburg Thalheim, 1994.

MEIER ZU BIESEN, C.: *Globale Epidemien – lokale Antworten. Eine Ethnographie der Heilpflanze Artemisia annua in Tansania.* Ed. Campus Verlag, Fráncfort, 2013.

MUELLER, M. S.; KARHAGOMBA, I. B.; HIRT, H.-M.; WERNAKOR, E. y LI, S. M.: «The potential of Artemesia Annua as a locally produced remedy für malaria in the Tropics: acricultural, clinical and chemical aspects», *Journal of Ethnopharmacology,* diciembre de 2000, 73(3): p. 487-493.

KLABES, H.: *Ein Märchen wird wahr! Artemisia annua. Die Wiederentdeckung der Lebensenergie.* Autopublicado, Kassel, 2017.

OGWANG, P. E.; OGWAL, J. O.; KASASA S.; OLILA D.; EJOBI F.; KABASA, D. y OBUA, C. (2012): «Artemisia annua L. infusion consumed once a week reduces risk of multiple episodes of malaria: a randomised trial in a Uganda community», *Tropical Journal of Pharmaceutical Research,* junio de 2012, 11 (3): 445-453.

RÄTH, K.; TAXIS, K.; WALZ, G.; PLANEADOR, C. H.; LI, S.-M. y HEIDE, L. (2004): «Pharmacokinetic study of artemisinin after oral intake of a traditional preparation of

Artemisia annua L.», *The American Journal of Tropical Medicine and Hygiene,* marzo de 2004, 70 (2): 128-132.

SIMONSOHN, B.: *Artemisia – Königin der Heilpflanzen. Einjähriger Beifuß, ein Adaptogen. Für alles ist EIN Kraut gewachsen!.* Jim Humble Verlag, Roermond, 2017.

—: *Das Ei des Kolumbus. Verjüngung und heitere Gelassenheit durch die Kraft des Hühnereis.* BoD, 2017.

—: *«Escuela de reiki para principiantes: Cómo cuidarte a ti mismo y a los demás fácilmente».* Barcelona, Ediciones Obelisco, 2020.

—: *Moringa – der essbare Wunderbaum.* Narayana Verlag, Kandern, 2014.

VOIGTS, W. U.: *Die Krebslüge.* Jim Humble Verlag, Roermond, 2013.

WALSCH, N. D.: *Conversaciones con Dios.* Barcelona, DeBolsillo, 2018.

OMS (ed.): *Artemisia – Medicinal and Aromatic Plants – Industrial Profiles»,* Colin W. Wright (University of Bradford, GB), Taylor & Francis, Londres y Nueva York, 2002.

WILLCOX, M. L. *et al.: Traditional Medicinal Plants and Malaria.* CRC Press, Boca Ratón, 2004.

Bárbara Simonsohn es nutricionista y profesora de reiki. Desde 1982 imparte seminarios en Alemania y en el extranjero, especialmente sobre el reiki auténtico organizado en siete grados, sobre la terapia de acidosis y masajes según doctora Renate Collier así como de yoga. Además, trata intensamente el tema de la «nutrición saludable» y es considerada una experta en «superalimentos».

Nació en Hamburgo y viaja regularmente a la India, donde medita y se ofrece como voluntaria para ejercer de profesora de inglés para huérfanos. También apoya proyectos de moringa y ha plantado árboles frutales y jardines orgánicos como parte de su trabajo de desarrollo en Haití.

Desde 1995, Barbara Simonsohn ha publicado numerosas guías en el campo de la salud holística; el volumen total de sus libros asciende a más de 500 000 ejemplares.

Índice alfabético

Índice